« RÉPONSES/SANTÉ »

Collection dirigée par Joëlle de Gravelaine

DU MÊME AUTEUR

chez le même éditeur :

HOMÉOPATHIE ET LANGAGE DU CORPS
(1982)

chez d'autres éditeurs :

HOMÉOPATHIE ET RHUMATOLOGIE
(éd. Similia, 1984)

HOMÉOPATHIE TRADITIONNELLE
(Presses médicales européennes, 1976)

Dr ROLAND SANANÉS

Directeur de la Société médicale de biothérapie, directeur des études à la Confédération des médecins homéopathes

MAUX DE TÊTE... ET BLEUS DE L'ÂME

ÉDITIONS ROBERT LAFFONT
PARIS

ISBN 2-221-04887-3

L'erreur est aussi bien de voir ce qui n'est pas que de ne pas voir ce qui est.

CONFUCIUS

Première partie

LES MAUX DE TÊTE

UN MAL SANS FRONTIÈRES

Le mal de tête est l'exemple de souffrance quotidienne, d'appels répétés vers le corps médical et d'échecs thérapeutiques qu'aucune nouveauté n'arrive à vaincre réellement. Ce mal est en effet une équation à plusieurs inconnues : agressions venues du dehors, dérèglements internes, comportement douloureux souvent transmis de génération en génération; la migraine est le type même de douleur qui impose au thérapeute un difficile dialogue avec des significations cachées et des sens obscurs.

En quelques minutes, on est terrassé... anéanti par un mal sans pitié; quand l'orage passe, la vie reprend son cours sans trop laisser de traces si ce n'est l'angoissant souvenir d'une invalidité de quelques heures qui a affecté la pensée, le jugement, l'action.

Chaque minute des milliers de comprimés, de calmants sont absorbés pour tenter d'échapper à l'effondrement. Encore faut-il les avoir utilisés assez tôt pour écourter le rendez-vous tant redouté... Indiscutable réalité, la migraine a ses causes secrètes, ses signaux de détresse qui ont du mal à cheminer vers l'écoute rationnelle du médecin. Celui qui n'en a pas souffert a du mal à comprendre. Il lui faudra traduire et analyser des expressions subjectives, mesurer des intensités qui *n'appartiennent qu'à l'autre*. Chaque souffrance est un vécu différent, un message à déchiffrer de façon singulière. Car les symptômes abondent, les expressions se multiplient autour de cet écho toujours unique de la réaction humaine. On entendra parler ici de « casque », là de « cercle », de « tête vide », de « bouillonnement », de « clou enfoncé », de « vrille », de « martèlement », d'« arrachement », de « perforation », évocation de cette authentique torture que l'oreille médicale perçoit dans son écoute quotidienne. On a vraiment l'impression que la calotte crânienne est une caisse de résonance, distendue, et toujours menacée de voler en éclats ; les artères se mettent à battre comme des coups de marteau sur une charpente, le cuir chevelu devient horriblement douloureux au toucher, tandis que le cerveau s'engourdit, se vide... On se sent « abruti », stupéfait ; la tête est enserrée par un lien, un bandeau. Oui, il s'agit bien d'un casque, d'un véritable carcan. Il faut fuir la lumière, s'interdire tout mouvement de la tête, et surtout ceux des yeux, qui gonflent et larmoient, comme la dernière résistance d'un cerveau prêt à éclater, tandis que le bruit des talons retentit à l'oreille comme un fracas de chantier en construction : une atmosphère d'insoutenable cauchemar. Voilà un langage qui n'appartient qu'au malade et échappe bien au filtre de la raison médicale, et à ce jour, aucune des hypothèses biochimiques n'est formellement retenue. Le retour à la santé se fait sans séquelle, mais le mystère de ce drame de la tête demeure entier. On peut dire que la recherche n'a pas été négligée au profit de cette société comptant 20 millions de membres en France ; tout a été compris physiologiquement, sauf ses causes... De fait, les parts demeurant dans l'ombre sont plus importantes que les vérités clairement manifestées. On sait détecter les flammes, éteindre l'incendie, sans comprendre la matière inflammable qui, pour chacun, restera unique. L'audace du pompier, du secouriste n'y suffisent pas. La fraction apparente du problème est telle la partie émergée de l'iceberg : elle est la faible parcelle connue d'une vérité inaccessible. Toutes les compétences de la connaissance médicale ont été sollicitées : l'ophtalmologue, le neurologue, l'oto-rhino-laryngologiste, le dentiste ont prêté leur savoir ; on a cicatrisé les sinus, ôté quelques dents, prescrit des semelles orthopédiques, adapté des lunettes de correction ; il n'empêche que la plainte demeure, tandis que les crises se rapprochent et que la consommation pharmaceutique est réévaluée chaque année, comme le coût de la vie ! L'ennemi semble toujours en place, les portes de l'espoir se ferment et le découragement tend le relais à la maladie lorsqu'on s'installe dans la chronicité.

Face à l'absentéisme impressionnant de ces malades, la médecine a su mettre au point le dépannage immédiat ; mais l'échec est grand à l'égard d'un véritable traitement de fond, de la prévention et surtout de la dépendance pharmaceutique où s'engloutissent les espérances réelles de guérison ; car on n'est jamais guéri, la science n'a fait qu'atténuer la plainte, et les dépendances pharmaceutiques font perdre le sens de la liberté et de l'autonomie. La migraine est devenue une interrogation sans fin.

Comme le malade s'en sort toujours plus ou moins bien, et tant bien que mal, on met en place des agents thérapeutiques face à des besoins qui ne s'amenuisent jamais. Le médecin dispose d'une grande quantité de médicaments ; il a le pouvoir de les associer avec des réussites qui tiennent plus à l'art qu'au savoir ; la médicalisation du malade est en place si l'on ne sait pas élargir l'horizon, les frontières. Et les dangers viennent d'une spécialisation de l'action, de cette lutte exclusive et sophistiquée contre la douleur, dans les centres où le médecin est tenu d'agir avec efficacité et de neutraliser sans tout comprendre ; les succès du moment ne font qu'entretenir les plaintes de longue durée.

75% de la clientèle s'est installée dans une chronicité sans espoir et l'on voit discrètement les psychiatres, les psychologues, les comportementalistes ainsi que les techniques de relaxation s'introduire dans ce débat où la blessure biochimique est toujours évoquée. Le traitement spécifique n'existe pas : chaque migraine a son histoire, son discours ; elle mobilise un homme unique avec son identité psychique, émotionnelle et physiologique. Elle frappe de façon inégale ses victimes ; certains la subissent de façon périodique espacée, d'autres connaissent de longues périodes d'accalmie, la plupart connaissent une à quatre crises par mois.

Il faut certes percevoir les souffrances de la tête dans son lieu, mais aussi dans ses causes à distance, détecter dans le discours du patient ces manques d'harmonie venus d'ailleurs et menaçant l'être entier. Et les psychanalystes ont bien raison de contester ces armements sophistiqués face à un état entretenu par des conflits psychiques inconscients et refoulés. En ne soulageant que passagèrement la souffrance, la libération a peu de chances de se faire au grand jour ; on l'interdit au lieu de la faire parler et de capter ce qu'obstinément elle cherche à nous dire. La migraine est cette hydre des temps modernes qui est toujours pressante, obsédante ; refoulée un jour, elle n'est que provisoirement bâillonnée, interdite. C'est une menace à l'intégrité de la personne car elle paralyse l'action et la décision. Elle installe sa victime dans une défensive timide et apeurée.

Pourquoi donc ne pas sortir du strict dialogue avec la biochimie et élargir le débat au-delà de la sérotonine, seul coupable désigné, et accepter enfin que le cerveau, les vaisseaux soient victimes de microtraumatismes, ces « bleus de l'âme », qui concrétisent le malheur d'une existence malmenée par des émotions lourdes ou des conflits irrésolus ?

Nous savons bien que notre vie intérieure s'oriente différemment suivant le choix de pensées positives ou négatives avec leur corollaire d'attitude ouverte et chaleureuse ou de solitude glacée. L'âge de l'adolescence est un carrefour significatif de l'adaptation et de l'ardeur de vivre, c'est souvent le premier point de rencontre avec la migraine, comme avec les obstacles de la vie et toutes les atteintes à la liberté.

Le propos de ce livre est de s'acheminer du simple au complexe : découvrir les clefs secrètes qui s'additionnent dans un mal unique, la migraine ; partir d'un incendie local bien compris pour élargir les frontières du conflit ; sortir de l'enveloppe crânienne et explorer d'autres directions; comprendre l'unité singulière de l'homme par une interrogation différente; réduire l'éventail des spécialités à une médecine de l'homme sans esclavage d'appareil (en dehors de quelques cas organiques objectivés par l'exploration au scanner, les approches technologiques de la migraine sont négatives et alourdissent l'anxiété).

Il faut savoir interroger l'environnement hostile et observer les étapes d'adaptation face aux âges de la vie et aux variations de la physiologie sans perdre de vue les blessures du psychisme et les préjudices narcissiques de son corps. Reconstituer une vie dans sa trame, c'est aborder un être dans son histoire, apprendre à l'écouter et l'assister dans sa propre tentative de délivrance. Il a fallu bien des antisérotonines et dérivés de l'ergot de seigle pour atténuer ce mal sans le déraciner. Le propos est d'approcher la fragilité d'un homme, son anxiété propre, son terrain de fragilité neurovégétative, l'écho présent des dépressions masquées, de ces manques à vivre et d'une communication si difficile à établir avec les autres.

Peu de disciplines sont à la recherche d'un fil conducteur propre à cette vision globale de l'homme et de la maladie. Les acupuncteurs, homéopathes, ostéopathes, médecine de l'âme et du corps se proposent d'être à l'écoute du malade et de son identité troublée. Ils admettent des réalités changeantes : ce droit fondamental à la différence, exprimé par chaque être vivant, pensant. Ils sont en quête d'indices particuliers pour comprendre ce grand trouble qu'est la migraine et rechercher ce qui lie les symptômes au malade.

L'approche des phénomènes biologiques se fait dans trois dimensions : la médecine se doit d'étudier le quand, le comment, le pourquoi de toute affection. Pourquoi cette migraine survient-elle si régulièrement, fatalement pourrait-on presque dire, à telle heure le dimanche? Et pourquoi ce retour périodique des symptômes, qui nous fait ressembler à nos ascendants? L'hérédité transmise donne du poids au mystère en faisant réapparaître dans le présent le contentieux atavique.

Des indices subtils sont à découvrir concernant l'homme, son environnement, sa manière de vivre, au-delà du sens donné au dégât biochimique de la sérotonine. Oui, on le voit, la migraine est l'écho d'une hypersensibilité individuelle, d'une réactivité spécifique que l'être humain ne partage avec aucun autre. L'homéopathie s'efforce d'élargir le thème de la sérotonine en interprétant les signaux particuliers d'un homme en souffrance, en explorant les causes d'une unité troublée. Car il s'agit bien de reprendre les thèmes de l'enquête, d'interroger d'autres directions, d'autres sites qui sont concernés en dehors de la seule victime connue : la tête, où les incendies se développent en dernier lieu.

Pour les maîtres de la pensée orientale, l'atteinte de certains organes modifie l'équilibre du corps et finit par assaillir la tête, chaque fonction exprime une réalité psychosomatique. Pour les acupuncteurs, le cœur renforce la fonction morale du courage, le cœur rend l'homme puissant et intrépide en tonifiant les vaisseaux. L'émotivité, la timidité, une certaine peur de vivre naissent d'un cœur fragile. L'intestin est le lieu de l'assimilation matérielle à partir de l'énergie alimentaire ; c'est un laboratoire de transformation qui donne un équilibre favorable aux nourritures de l'esprit. La vessie est le réservoir des toxines liquides ; les obstacles à l'élimination modifient le comportement mental : à l'excitation succède la dépression, l'humeur s'assombrit, se dégrade, les céphalées et les douleurs deviennent rebelles. La fonction du rein commande l'eau, la filtration, l'épuration ; son atteinte affaiblit la décision, l'esprit d'entreprise, entretient la crainte, l'apathie (on n'a plus « les reins solides »). La vésicule biliaire règle l'écoulement de la bile : décision, courage, détermination sont associés à une bonne qualité de sa sécrétion ; l'écoulement défectueux conduit vers l'inquiétude pour soi, l'hypochondrie, on « se fait de la bile » pour tout ou rien, les colères deviennent violentes par rage ou volonté de tout dominer. L'atteinte du foie développe la peur de manquer, une certaine peur de la vie. La tête se remplit de lourdeur et de mélancolie, le pessimisme s'installe, on s'inquiète pour soi ou pour les siens. Le poumon a pour rôle d'absorber et distribuer le souffle vital, les pensées positives, rejeter les idées noires ; il est l'équilibre entre l'absorption de l'esprit du Bien et le rejet de l'esprit du Mal. Le gros intestin est un organe de décharge et d'élimination ; son altération alimente les pensées morbides, la confusion, la dépression. L'estomac, organe de digestion et d'assimilation, aide aussi à digérer le stress. Il est l'image de l'assurance ou la porte ouverte à l'anxiété, l'emblème de ce que l'on a du mal à digérer. La rate renouvelle les globules et participe à la croissance physique, à la force intellectuelle et morale. Ainsi se trouvent en place ces singuliers ateliers de santé qui distribuent équilibre ou désordre. Tous assurent le bon fonctionnement du pôle supérieur, ils maintiennent la santé et peut-être une certaine sérénité de pensée.

L'homéopathie est à l'écoute de ces directions qui n'emprisonnent pas l'observateur dans un organe cible, la tête ; c'est l'enquête portée sur l'horizon souvent secret, toujours complexe de l'être humain, dans sa globalité.

QUELQUES TEMPÊTES SOUS UN CRÂNE

Les quelques résumés d'observations qui suivent sont caractéristiques de la migraine. Ils illustrent les facettes de la maladie, les problèmes posés et les directions singulières prises par les symptômes. Si la réalité, la précision de la douleur sont en accord avec les éléments du savoir médical, on verra aussi qu'elles se heurtent souvent aux incertitudes, à des points obscurs d'interprétation.

Mlle F.R., 25 ans, termine ses études d'ingénieur fréquemment interrompues par des ennuis de santé. Son visage mince, sa peau luisante portent les traces d'une acné disgracieuse qui a amorcé sa régression. Le dialogue a du mal à s'engager, les informations sont livrées péniblement, la mémoire de trop d'échecs médicaux est visible sur son visage. Ce personnage sur la défensive consent à parler de sa tête qui l'a affligée durant toutes ses études. A deux ou trois reprises, elle a dû différer des examens et a ainsi perdu le bénéfice de sa scolarité. Ces maux de tête apparaissent comme mille marteaux percutant son cerveau, pires au réveil et disparaissant le soir. La période menstruelle est un passage délicat : lassitude, sensation de forces qui se vident, faiblesse des yeux à la lecture, et la céphalée, la redoutable céphalée... Les efforts de concentration l'aggravent ; lorsque ses yeux sont trop longtemps fixés sur un texte, les caractères paraissent flous. C'est une véritable victime de l'existence qui tente chaque année de refaire ses forces en vacances au bord de la mer, où le sommeil est toujours précaire. Elle s'étonne de bien manger, mais de rester toujours maigre ; sa quête médicale a été un échec. Certes on l'empêche de souffrir, mais la joie de vivre semble avoir déserté son visage, qui porte les stigmates d'une permanente défensive.

François, 17 ans, vient pour des migraines qui surviennent trois fois par an. Le préjudice n'est pas très grave, mais l'exemple de sa mère qui a subi les mêmes épreuves l'incite à recevoir des soins. Durant l'hiver, il présente une sécheresse de la peau, des éruptions tenaces ; au printemps sa peau retrouve son élasticité mais les migraines deviennent plus fréquentes. A la veille des crises il retrouve un fort appétit, un brouillard apparaît devant les yeux, précédant le brusque afflux de sang qui semble envahir le crâne. Les crises durent vingt-quatre heures et disparaissent à l'automne.

Mme F. travaille à l'ORTF, elle mène une vie difficile dans une atmosphère d'indifférence conjugale, avec les exigences de son travail et la charge de deux enfants. Depuis l'âge de la puberté, ses migraines semblent suivre la courbe de ses règles irrégulières. Les troubles circulatoires des extrémités se sont installés, sa peau blanche se couvre aisément de rougeurs et de marbrures et, contrairement à une de ses amies qui souffre de la même affection et se réfugie dans le silence et l'obscurité, elle soigne sa migraine à bicyclette car l'air frais est son meilleur remède. Cette agréable personne paraît un peu passive face à son destin. Souvent blessée, elle ne se révolte pas, préférant la consolation et la sympathie de ceux qui l'entourent. Sa seule défense est la générosité de ses larmes. Sa migraine survient le soir et l'envahit d'une intense chaleur. Elle s'exacerbe à chaque retard de règles et s'améliore souvent par un petit saignement de nez.

Mme M. consulte pour deux affections : la spasmophilie et la migraine, deux maux qui transforment sa vie en calvaire à l'approche menstruelle. Elle pressent cette douloureuse sanction du mal de tête avec la progression du cycle ; la foule, le métro l'angoissent ; un fourmillement glacé envahit ses membres ; le cœur bondit et résonne douloureusement dans la poitrine. La position verticale l'incommode et l'angoisse : elle se sent à la limite du vertige. Elle attend l'arrivée des règles pour se sentir soulagée. Ses seins gonflent et une tension douloureuse envahit sa nuque. On lui a dit que sa migraine faisait cause commune avec sa spasmophilie. Et personne ne la libère de son mal principal : la peur, et surtout la peur d'avoir peur.

M. Victor R., chef de bureau de 55 ans, a un mauvais sommeil. Au réveil, tous les maux s'aggravent : ceux de la tête prennent la première place, avec nausées, aigreurs et bouche amère, son tube digestif est paresseux, sa langue pâteuse, et une constipation tenace a fait surgir des hémorroïdes. Il ne suit pas très bien son régime et ne sait pas résister aux aliments relevés et aux plats épicés. Sa vie professionnelle lui cause bien des soucis : son expérience, son sens puissant de l'action semblent être tenus à l'écart par la société « managée » par de jeunes intellectuels férus d'informatique et d'activité sportive qui malmènent ses méthodes de travail et le font enrager par leur inefficacité. L'inquiétude s'est installée autour de son dossier médical : graphiques, données de laboratoire, le moindre détail y est consigné mais son mystère de santé reste entier. Il est près de la retraite — à vrai dire on l'y pousse —, et on lui confie de moins en moins de responsabilités. Cet homme aux colères jupitériennes ronge son frein ; son retour au foyer n'est pas une circonstance spécialement heureuse, sa femme le trouve ombrageux, violent, susceptible et mal adapté à son temps. Ses migraines sont une véritable tempête sous un crâne ; c'est un martèlement rythmé par les pulsations cardiaques. Impossible d'effleurer le cuir chevelu : les moindres bruits de la rue, les pas dans la maison retentissent dans sa tête en un écho insupportable. Elles ne font qu'augmenter avec l'âge en même temps que se détériorent son sommeil et son goût de vivre.

Mlle R. témoigne, à travers ses traits tirés, de sa tristesse et de son manque de ressort. Enseignante de quarante ans, elle a du mal à assumer sa profession face à la turbulence des élèves. Une migraine lancinante lui a été insidieusement transmise par sa mère. Toujours d'un seul côté, jamais sur l'ensemble de la tête, sa migraine semble projeter en avant ses globes oculaires. Elle parle de ses « yeux de langouste » tant les yeux lui paraissent poussés vers le dehors. Cette migraine s'accompagne d'obstruction nasale, de larmoiement d'un seul côté, de besoins fréquents d'uriner. On lui a bien trouvé un déséquilibre hormonal pour justifier ses seins douloureux, mais le corps médical ne peut se prononcer sur ces angines ou maux de gorge qui accompagnent régulièrement ses règles.

Mme M. a commencé sa carrière migraineuse à la ménopause. Chef de service actif et apprécié, on voit, à travers ses rondeurs, une image de puissance et d'efficacité. Elle accepte maintenant cet embonpoint qu'aucun régime ou fréquentation de groupes thérapeutiques n'a pu modifier. Le matin elle se sent triste et abattue et le soir elle a tendance à conforter son optimisme par un verre de whisky qui lui donne quelque euphorie. Elle supporte mal les cols, les gaines ; les changements de saison, le printemps et l'automne sont toujours éprouvants, par contre l'hiver est bien accueilli, elle s'y sent à l'aise, et les économies d'énergie ne l'affectent pas. Cette femme, robuste nature jusqu'à ce jour, à l'embonpoint manifeste, fait part de curieux malaises : depuis la ménopause elle est affligée d'hémorroïdes, de maux de gorge, elle s'enrhume pour un rien ; les tests allergiques ont été négatifs. Ses poignets sont devenus douloureux ; elle amorce une petite carrière rhumatismale aux extrémités des membres, et surtout se plaint de maux de tête rythmés par les pulsations cardiaques. Elle soupire fréquemment, et se met à suffoquer quand elle se trouve couchée sur le côté gauche ; l'apparition espacée des règles rétablit chez elle un étonnant bien-être, lui redonne la joie de vivre et dissipe cette humeur chagrine qui la plonge dans l'abîme chaque matin. Elle vivrait volontiers avec une enveloppe de glace autour de la tête alors que, curieusement, une de ses amies semble entourer sa tête de chaleur et d'épaisseur pour arriver au même résultat.

Voici donc quelques facettes de cette singulière protestation vasculaire qui ouvre le chemin à une vérité : *il existe une collection de migraines, portraits différents et singuliers, peuplées de secrets ou d'indices à éclairer*. La thérapeutique est l'aboutissement d'une enquête individuelle autour de la seule réalité apportée par le malade : *ses symptômes*.

Les migraines rebelles, les réussites partielles, les résultats thérapeutiques éphémères sont le reflet d'une identité humaine non perçue, d'une enquête inachevée.

QU'EST-CE QUE LA MIGRAINE ?

On dit de la migraine qu'elle est la plus grande pourvoyeuse d'épaves intermittentes dans les pays occidentaux. Si la civilisation est mise au banc des accusés, elle a l'avantage de fournir des statistiques sérieuses : cinquante millions de personnes se soignent aux Etats-Unis pour des migraines, cinq à quinze pour cent de la population active en France, sans tenir compte des personnes qui prennent leur mal en patience sans venir consulter le médecin.

Ce trouble fonctionnel est connu depuis longtemps. Au Ier siècle de notre ère, le médecin grec Arètê de Cappadoce décrivait ce mal périodique unilatéral accompagné de nausées. Il le distinguait des autres atteintes de la tête par son siège et son intermittence. Le mal survient à intervalles plus ou moins longs et se limite à une moitié du crâne. Chez certains individus, il apparaît le matin et disparaît vers midi. Il peut intéresser le front, l'occiput, s'irradier aux tempes, aux sourcils et au fond de l'orbite. Gallien l'appelle, au IIe siècle, *hemicranis* (la moitié du crâne), puis les langues populaires l'ont transformé en *hémigrania* puis *migrania*, et *migraine*, retrouvé en anglais et en allemand (*Migräne*).

Il semble que cette pathologie présente à travers ses victimes un certain « sexisme » : les femmes dépassent largement les hommes dans le tribut payé à la maladie. 30% chez la femme contre 15% chez l'homme, et cette supériorité statistique touche déjà les enfants du sexe féminin avant l'âge de dix ans, pour atteindre un large sommet à l'âge de la puberté où l'incidence hormonale semble influencer cette fâcheuse destinée.

Le carrefour pubertaire, circonstance connue de l'enthousiasme, l'ardeur à entreprendre, la recherche d'affirmation de soi, est naturellement source d'excitation cérébrale.

La maturité hormonale voit le pourcentage s'élever de 21 ans à 40 ans, atteindre des sommets, soutenir son intensité jusqu'à l'arrivée de la ménopause : la migraine s'inaugure parfois avec elle. L'âge avancé voit à la fois la persistance ou la survenue de la migraine chez la femme, alors que son congénère masculin voit s'atténuer de moitié les effets de ce drame. Consultante assidue, exigeante, angoissée, tourmentée, la femme, ce continent mystérieux pour Freud, paie un lourd tribut à la maladie par sa trop vive acuité générale. Et les causes sont beaucoup plus à rapprocher de la vigilance toujours soutenue, de l'esprit toujours en éveil, porté par l'inquiétude et l'affectivité toujours en alerte. Tandis que l'homme, lui, glisse dans une certaine indifférence ou froideur à partir du déclin de sa virilité : le sens de l'avenir s'efface, les habitudes ou la démission s'installent, elles sont alors l'écho de la perte d'élasticité artérielle.

Comment souffre-t-on de la tête ?

Devant la souffrance de la tête, on se sent un interprète aussi embarrassé et imprécis que l'enfant désignant une douleur abdominale. Au début, le cerveau est peu concerné, la douleur a pour sens la mise en tension de la surface de l'enveloppe crânienne par la dilatation vasculaire. Le cuir chevelu devient hypersensible, les vaisseaux sous la peau de la région frontale sont parfois visibles et turgescents ; les nerfs crâniens sensitifs introduisent parfois leur contingent de souffrance :

c'est la douleur fulgurante provoquée par l'appui sur une zone précise. Ce n'est que secondairement que le cerveau est concerné. Le champ de vision peut se modifier, les images paraissent bizarres et déformées ; d'agaçants troubles sensitifs apparaissent sous forme de picotements au niveau du bras, du quatrième et du cinquième doigt, de curieux fourmillements affectent le pourtour des lèvres. Une impression de déséquilibre peut s'installer. Les odeurs, les saveurs peuvent se modifier ; on a parfois du mal à s'exprimer correctement. C'est l'effet de l'irritation passagère de l'écorce cérébrale. Mais aucune douleur n'est jamais localisée. La région où le malade ressent son trouble est souvent éloignée de son origine. C'est l'expansion vasculaire sur une cible à distance. Ainsi les douleurs du globe oculaire ou de la tempe ont une origine occipitale. L'œil affecté dans la migraine voit l'origine de ses troubles toujours à l'occiput. On souffre de la tête parce qu'au début il y a baisse du débit sanguin au niveau des sites cérébraux, suivie pendant la migraine d'une brusque augmentation du débit circulatoire qui entraîne la douleur.

Réalité de la migraine

Il est indispensable de savoir rattacher le mal de tête à la réalité de ses causes. La migraine vraie, vasculaire, primitive, ne dépasse guère 20 % des souffrances de la tête. Les névralgies avec paroxysmes douloureux fulgurants représentent 4 % : ce type de douleur, toujours identique, semble se déclencher à l'appui d'une zone gâchette en un point précis du crâne sur le parcours d'un trajet nerveux. Les souffrances musculaires articulaires sont toujours moins responsables que le dérèglement psychique qui conditionne à lui seul la moitié des cas. A.P. Friedman[1] introduit les critères suivants pour affirmer une migraine vraie :

1. A.P. Finley Friedman : *Classification des migraines*, J.A.M.A., 1962.

1. Douleur pulsatile unilatérale, périodique, récidivante.
2. Nausées, vomissements et irritabilité pendant la crise.
3. Obscurcissement du champ oculaire.
4. Antécédents familiaux de migraine.
5. Phénomènes neurologiques et vasomoteurs pendant la crise.
6. Profil psychologique particulier avec perfectionnisme rigide et tendance à la dévaluation.
7. L'unilatéralité, le caractère pulsatile, la nausée, le caractère familial.
8. L'effacement par les sels d'ergotamine suffisent pour affirmer le diagnostic.

La migraine caractéristique

Elle est parfois précédée de signes annonciateurs : quelques heures avant la crise, l'humeur se durcit, on perd ses bonnes manières, l'entourage sent venir l'orage, le bruit agace et les spots lumineux deviennent irritants. Les symptômes abdominaux sont toujours présents. Parfois, les prémices sont plus favorables : l'intellect paraît plus brillant, une belle faim vous rend euphorique ; on se sent ouvert aux plaisirs de la vie, on est parfois attiré par un aliment inhabituel. En deux à quatre heures, la migraine se met en place. C'est une douleur classiquement unilatérale, qui change de côté, abandonne le premier foyer et peut rarement s'étendre à toute la tête. Écho de l'orage vasculaire, elle est martelante, pulsatile, comme rythmée par les battements du cœur. La nature de la douleur semble échapper à l'entendement humain, à l'intelligence des mots. Elle est décrite comme écrasante, sourde, éclatante ou perforante, elle donne l'impression d'une pointe qui s'enfonce dans la partie douloureuse. Elle peut creuser, déchirer, « vriller », abrutir. Elle étourdit ou fracasse. Elle peut couvrir une large surface ou être très limitée, ponctuelle (par exemple couverte par la surface d'un doigt sur le trajet douloureux).

Tel malade peut sentir sa tête « agrandie », « bouillante », avec des sensations de vagues, de clapotis, d'enflures et d'engourdissement. Comme on le constate, l'interrogatoire, l'écoute du malade prennent la priorité sur l'abondance des examens complémentaires : la plainte suffit à elle seule pour affirmer sa réalité. C'est le drame vécu des expansions douloureuses des vaisseaux malmenés, l'étoffe de symptômes aussi variés qu'éloquents.

Dans nombre de cas, la crise dure de quatre à vingt-quatre heures ; les malaises digestifs : nausées et vomissements sont les symptômes les plus spectaculaires et les plus perçus par un entourage toujours prêt à incriminer une origine hépatique ou une intolérance digestive (l'aliment qui a « mal passé »). La nausée improductive l'emporte sur le vomissement dans 90% des cas et l'aversion alimentaire est la règle. C'est la fameuse « crise de foie » que l'on met ici en cause.

Certains malades se plaindront souvent de « tête vide » et de somnolence comme si le cerveau se vidait. Une rougeur de la face apparaît, ou bien une pâleur avec des yeux cernés et le teint défait ; la peau du visage se distend sous l'œdème, l'orifice nasal ou oculaire s'encombre de sécrétions, l'œil larmoie, le nez se bouche ; le malade est contraint d'interrompre ses activités et de se confiner au lit : ainsi ce patient qui décrivait régulièrement au-dessus de son œil gauche un vide cérébral correspondant au volume d'une boîte d'allumettes. Ce vide est l'épuisement cérébral, et la somnolence est le reflet de la détresse des cellules en rapport avec l'œdème et la stase vasculaire, comme si le fleuve de sang débordait de ses berges, inondait au lieu de nourrir. Enfin est fréquemment évoquée l'impression d'instabilité, de vision floue avec difficultés d'accommodation. La cause est vasculaire mais la panne est neurologique. C'est la discontinuité de fonctionnement cérébral, de transmission de l'influx nerveux à l'image du fil électrique interrompu, où le courant ne passe pas. Lorsque l'accès de migraine s'achève, la tension émotionnelle se transforme en une contracture des muscles de la nuque. Différente de la douleur vasculaire, cette tétanisation des muscles rendra difficile la mobilité du cou dans tous ses mouvements.

Mécanisme de la douleur

Si la migraine reste enveloppée d'inconnues, le mécanisme des désordres est parfaitement identifié : une substance est incriminée, la *sérotonine*. C'est une substance chimique élaborée dans l'organisme et rencontrée dans la plupart des tissus. Sa présence en excès contracte les vaisseaux, puis entraîne une vasodilatation responsable de la migraine. La sérotonine est présente dans le sang au niveau des plaquettes sanguines, elle assure le tonus des vaisseaux. Lorsque les plaquettes se regroupent en amas, une plus grande quantité de sérotonine apparaît dans le sang. A la phase initiale de la migraine, les vaisseaux se contractent, se rétrécissent, la pâleur traduit le déficit d'oxygénation. Elle dure une vingtaine de minutes. La migraine apparaît dans la deuxième phase, c'est la vasodilatation qui élargit et distend le diamètre des artères. Les migraines persistantes sont dues à l'œdème qui déborde des artères et met en souffrance l'enveloppe méningée. On peut reconnaître cette influence sanguine aux effets toujours bénéfiques de l'aspirine qui fluidifie le sang, freine l'agrégation des plaquettes et atténue la migraine. D'autres coupables interviennent au cours de ce débordement vasculaire : les capillaires dilatés sécrètent de l'histamine en excès qui accentue la dilatation périphérique. La tyramine interviendra comme on le verra dans certaines variétés de migraines de type alimentaire. Mais tous les auteurs reconnaissent la nature du coupable ; le siège, l'origine, le sens de la perturbation due à la sérotonine demeurant inconnus. D'autres substances (catécholamine, bradykinine, prostaglandine, acides gras libres, endorphines) interviennent dans la perturbation métabolique, mais derrière les schémas descriptifs, les relations de cause à effet restent toujours en suspens. La sérotonine reste le témoin indiscutable d'une perturbation, d'un signal parasite de la circulation cérébrale ou du fonctionnement de la cellule elle-même. Si personne ne discute la réalité de la migraine par vasodilatation, le mécanisme de la crise, lui, n'est pas éclairci ; le cortex cérébral est parfois irrité avant toute modification de la sérotonine, et les facteurs déclenchants impliquent successivement les cellules nerveuses, l'équilibre vasculaire ou humoral, les défenses immunitaires, voire l'équilibre psychique. Les études sont nombreuses et contradictoires, les réponses en suspens. La seule réalité admise est le déséquilibre émotionnel et psychique, la baisse des défenses d'un individu face à l'environnement ou à lui-même.

L'ALLOPATHIE : UNE ACTION ORIENTÉE VERS LA PERTURBATION VASCULAIRE

En face d'une crise aiguë, les ressources thérapeutiques sont nettes et décisives, centrées autour de l'effet vasorégulateur que l'on veut obtenir. Elles doivent être administrées au tout début de crise (inefficaces après deux heures). Les dérivés de l'ergot de seigle sont efficaces au seuil critique de la vasodilatation artérielle ; ils réduisent l'expansion, la dilatation vasculaire et stoppent le déroulement de la crise.

Mais l'absorption de ces remèdes à un mauvais moment ou en prises répétées est sans effet. Souvent on se plaindra alors de réactions secondaires, de vomissements ou de nausées. L'association à la caféine semble faciliter et accélérer l'absorption de cette substance. La principale complication de dérivés de l'ergot de seigle est l'extension de ses effets, ceux-là indésirables, à d'autres secteurs artériels. L'irrigation s'est réduite au niveau du cerveau, des membres, des parois cardiaques. Les cardiaques, les hypertendus, les insuffisants rénaux, la femme pendant la grossesse doivent l'éviter. L'aspirine (de 300 milligrammes à un gramme) calme la crise lorsqu'elle est administrée dès l'apparition de la douleur. La Phénacétine ou l'Amidopyrine sont prescrites un peu à regret en raison des effets secondaires.

Le traitement de fond a pour objectif la prévention des crises. Lorsque les crises sont fréquentes et rebelles au traitement aigu, on recourt à la Dihydroergotamine, au dérivé semi-synthétique de l'ergot de seigle (Méthylsergil), aux antagonistes de l'histamine, aux bêta-bloquants[1]. C'est aux tranquillisants, aux anxiolytiques, aux antidépresseurs qu'on fait appel dans la mesure où l'anxiété est le compagnon naturel de cet état douloureux et l'état dépressif son principal facteur d'entretien. Mais si les modificateurs de la psychoaffectivité, les antidépresseurs semblent agir sur la crise migraineuse, ils ne modifient pas l'état dépressif et dans de nombreux cas les variations de la sérotonine n'entraînent pas d'amélioration des crises.

Aucune des substances thérapeutiques n'est efficace dans 100 % des cas, et dans les résultats obtenus les effets bénéfiques sont contrebalancés par des effets secondaires et des réactions de dépendance. Les manières de prescrire semblent différentes d'un médecin à l'autre, et cela a permis à un éminent neurologue d'exprimer que la manière de donner est meilleure que ce que l'on donne. L'homme se refuse à la logique des statistiques. Il oppose à l'ergotamine la pluralité des causes et présente devant la maladie un visage toujours différent.

La migraine est une mosaïque, chacune de ses pièces une énigme, seul l'ensemble a une solennelle signification : la douleur. De nombreuses inconnues persistent dans la compréhension de cette réaction inflammatoire locale : c'est le prototype de la maladie multifactorielle où l'art de l'observateur contribuera à la manière de prescrire.

Les thérapeutiques non médicamenteuses ont fait leurs preuves autour de la migraine. Elles abordent la maîtrise du phénomène biochimique par d'autres voies d'approche. La relaxation, le training autogène visent à contrôler les fonctions végétatives, décontracter l'appareil musculaire et vasculaire, atténuer les tensions psychiques et musculaires. Les sensations de lourdeur et de chaleur des membres qui appa-

1. Marie-Germaine Bousser, Jean-Claude Baron, *Migraines et Algies vasculaires de la face*, Éd. Sandoz.

raissent à la relaxation témoignent d'une meilleure répartition circulatoire et de la baisse des tensions défensives. La méditation transcendantale (mystique ou non) est une technique de mise en repos de l'appareil cérébral, analogue à celle que l'on obtient par une bonne qualité de sommeil. La conscience ne se perd plus dans les ruelles et les embouteillages de la pensée. Elle s'élargit dans une sereine perception des valeurs positives. Les théories comportementales reposent sur le conditionnement pathologique et l'apprentissage d'une nouvelle façon d'être, une certaine désensibilisation vis-à-vis des anciens réflexes d'anxiété ou d'angoisse, comme « pour renaître [1] ».

La migraine est finalement un symptôme, un orage vasculaire à traduction biochimique que l'on peut provisoirement neutraliser par des substances vasoconstrictives. Ce résultat puissant dans l'immédiat n'écarte pas la recherche des causes lointaines des troubles. Le succès du moment ne garantit pas l'avenir : il occulte les causes psychiques inconscientes refoulées mais toujours présentes. Il ne tient pas en respect le terrain, l'hérédité, dont les lignes de force ne sont pas prises en considération. Il cache en quelque sorte les autres indices de la maladie, ceux qui satisfont un bon enquêteur.

1. Dominique Levadoux, *Re-naître.*

L'HOMÉOPATHIE : UNE ACTION ÉTENDUE A LA PERSONNE

Le succès des thérapeutiques non médicamenteuses s'est étendu aux médecines de système qui, dépassant l'action ponctuelle, considèrent l'homme comme un tout et conçoivent la santé en termes de « réglage » ou d'« éclairage » différents. Acupuncture et homéopathie renouvellent cette grande option : éteindre les conflits par la force, ou dénouer par une diplomatie douce et fine les résistances en place. Elles réconcilient l'individu avec une unité psychophysiologique allégée de ses mécanismes de défense émotionnels, archaïques ou culturels. Depuis des millénaires, les Chinois soignent la migraine par l'acupuncture. La réalité dépasse désormais la controverse. Les points stimulés au niveau de la peau libèrent des hormones cérébrales sédatives ; la découverte récente des endorphines permet de mieux concevoir l'action des aiguilles. Mais ce n'est pas une thérapeutique *loco dolenti*, une concentration de flèches sur l'endroit douloureux. C'est un programme coordonné de mise en équilibre des différentes fonctions des courants d'énergie. Le meilleur acupuncteur est sans doute celui qui pique loin de la tête.

Pour l'homéopathe, la solution se trouve dans la stimulation des réactions de défense d'un homme, de son psychisme, de sa réalité psychosomatique ; la priorité est à l'étude de la personne, système unique et toujours différent. Il s'éloigne du fond commun, la lésion biochimique, pour se mettre en observation du porteur, de chaque cas particulier, à la façon du détective qui opère autour de situations, d'indices toujours originaux, toujours différents. C'est une thérapeutique infinitésimale encourageant l'incitation douce à la défense. Première médecine différente de prescription écrite, elle est devenue, à travers les controverses, une voie nouvelle de recherche en médecine autant qu'un choix de société attachée à une défense d'idéal. L'intérêt de l'action infinitésimale a pris sa place en biologie ; les méthodes de désensibilisation, la découverte de la prostaglandine témoignent de la fiabilité des substances à très basse concentration, et l'effet thérapeutique par stimulation à faible dose s'installe en mode de pensée. Elle prend le relais de l'action de masse des médicaments aujourd'hui contestés pour leurs effets secondaires.

L'instrument homéopathique a été reçu et codifié par la Santé publique. Il bénéficie désormais d'un enseignement officiel en Faculté de pharmacie. C'est l'intérêt des doses infinitésimales de savoir interroger les cellules et le comportement humain sans atteindre les seuils toxiques qui terrassent l'animal en laboratoire. Il étudie les besoins d'un homme au-delà de ses organes et regarde l'homme comme un tout, comme une *personne*, responsable de son échec ou de son succès face à la maladie. L'homéopathie est une voie de désensibilisation de l'homme par l'atténuation des facteurs d'agression, la réduction des comportements déficitaires, le soutien aux réactions positives. Cette originale exploitation des doses infinitésimales du monde végétal, minéral, animal remet en valeur ces ressources insoupçonnées de la matière, et rappelle l'unité de l'homme avec la nature.

L'individualisation dépasse dans la migraine la seule appréciation vasculaire. Les actions de la pharmacologie homéopathique deviennent des instruments thérapeutiques personnalisés lorsque les symptômes présentés par la maladie et ceux du remède se ressemblent et se superposent.

Lorsqu'on sait qu'actuellement 80% des maladies sont

devenues chroniques, il n'est plus possible d'écarter cette participation individuelle, de ne pas prêter l'oreille à l'écoute du malade et savoir interroger cette « sagesse du corps » qui représente pour Cannon[1] la défense organisée de la vie. L'homéopathie interroge des modèles où le symptôme de la migraine est incorporé à l'étude de la personne. Elle admet que toute perturbation physiologique modifie l'esprit, et réciproquement. L'homme frappé d'émotion est déstabilisé, il doit rechercher d'autres niveaux d'adaptation face aux obstacles. L'appel à l'aide n'est pas un recours à l'anesthésique ni une capitulation, c'est une sollicitation au réarmement. Si les thérapeutiques sont trop lourdes, le patient continuera à traîner le poids des conflits et des frustrations non surmontées. L'homéopathie ouvre le droit à la reconnaissance de l'autre, à cette différence subtile entre les hommes. Chaque migraine mobilise une réaction singulière, la « douleur » oblige l'homme à se défendre et le scénario se met en place, chacun offrant sa diversité à l'observateur. Pour s'opposer au mal, il limitera tout mouvement du corps, par exemple ceux des globes oculaires. Il opposera l'immobilité totale à cette douloureuse turbulence vasculaire (le doigt cherche à bloquer par la pression l'artère battante ou turgescente). La douleur qui plaque au sol et paralyse tout mouvement aura alors pour remède *Bryonia*.

Tel autre ne supportera pas le bruit d'un véhicule, celui des talons qui retentiront dans le crâne comme un véritable ébranlement ; c'est le cas de Belladona, qui fuira le bruit et toute excitation lumineuse. Certains recherchent l'air frais, secours naturel aux têtes brûlantes, mais pourquoi d'autres enveloppent-ils leur tête d'épais lainages, quand d'autres appliquent des glaçons ? La nausée est le prolongement neurologique naturel de la migraine, elle occasionne d'impressionnants dégoûts ; certains pourtant s'améliorent en

1. Walter Cannon, *La Sagesse du corps*, éd. de la Nouvelle Revue critique, 1946.

mangeant. Manger à des heures régulières évitera la migraine aux uns ; rester à jeun semble être le seul recours au mal et évite le déclenchement des troubles pour d'autres. Certains s'agitent et s'apaisent par le mouvement, alors que d'autres s'immobilisent. Quelques-uns découvriront la position favorable de la tête qui limitera leur migraine (tête haute ou basse).

Le refroidissement des extrémités (pieds) déclenche des migraines, parfois la seule exposition de la tête au froid. Le café améliore ou aggrave curieusement ; d'aucuns deviennent, par une sensibilité propre, de redoutables connaisseurs ou détecteurs des additifs et des conservateurs alimentaires ; le vin ou certains mets peuvent déclencher chez eux une migraine immédiate. Certaines migraines commencent et s'achèvent soudainement, d'autres suivent curieusement la courbe solaire et « frappent » à heure précise. Certaines occupent de petites surfaces (la pulpe d'un doigt). D'autres états douloureux ne surviennent que le dimanche. Il y en a qui se déclenchent par des odeurs fortes, la présence d'un bouquet de fleurs. La migraine est décidément une manifestation singulière et capricieuse. Les odeurs de tabac seront sans pitié pour certains. C'est le cas de ce personnage paradoxal, Ignatia, qui désigne une insupportable douleur comme si des clous allaient sortir d'un point du crâne. L'effleurage est un supplice, mais la pression forte soulage ! La redoutable position de la tête vers le bas, celle qu'appréhendent tous les congestifs, est chez Ignatia un mode d'apaisement. Certains seront victimes de la nuit, d'autres du petit matin. L'acte sexuel apaise ou déclenche des effets secondaires désastreux. Les mouvements des globes oculaires, la concentration intellectuelle, l'agitation mentale sont connus pour leurs redoutables effets. La contrariété, les reproches, les contradictions vont réveiller de douloureux incendies : ce sont des états que les pansements vasculaires ne dominent pas. Les cas particuliers se multiplient et l'identité humaine se cherche à travers de singuliers paradoxes.

Quelques remèdes symptomatiques de la migraine

Les agents thérapeutiques en médecine homéopathique sont nombreux. Ils se prescrivent d'une part à partir d'une action biochimique, sur la dilatation vasculaire, d'autre part à partir de l'interrogation attentive des symptômes présentés par le malade. S'ils ne s'écartent jamais de la compréhension de la maladie, ils interrogent les symptômes associés, à distance, les résonances psychiques associées, les réactions singulières, originales, les messages secrets de chaque patient. Ils constituent la médecine d'interprétation des signaux : c'est l'individualisation homéopathique.

L'orage : *Belladona*. Remède typique de la migraine, de l'orage vasculaire passager, chez des sujets à tendance congestive et présentant une grande sensibilité au froid. Elle survient chez des personnes sensibles aux courants d'air, surtout quand la tête est découverte, parfois même après s'être fait couper les cheveux ou s'être mouillé la tête. C'est le spectaculaire afflux de sang au sommet du crâne : la tête vivement congestionnée réagit par une violente céphalée pulsatile. On ressent de véritables battements douloureux semblables à ceux produits par un marteau qui frapperait à l'intérieur du crâne, au rythme des pulsations cardiaques. La tête paraît s'élargir, le cuir chevelu est douloureux et les globes oculaires semblent projetés hors des orbites. La tête vibre sous une douloureuse pression qui s'exerce du dedans au dehors, et la congestion fera redouter le moindre bruit ou toute source lumineuse. Cet orage vasculaire qui survient et s'arrête tout aussi brusquement rendra stupéfait, hébété, un peu abruti. L'originalité de Belladona concerne des tempéraments congestifs, « pléthoriques », à mauvais équilibre thermique, victimes des coups de chaleur autant que des causes innombrables de refroidissement. Ce sont des sujets à sinusite, sans traduction radiologique, qui ont des céphalées brutales à partir du moindre coryza, surtout lorsque celui-ci cesse ou est interrompu de façon intempestive.

L'HYPERSENSORIEL : *Coffea*. C'est la migraine en « clou » des tempes avec une hypersensibilité qui semble aiguiser tous les sens : la vue, l'ouïe, l'odorat, le goût, le toucher. Le café est bien connu comme grand stimulant de la sensibilité générale, de l'exaltation de l'esprit. L'activité semble gagner en acuité mais la douleur est décuplée par l'impatience ou l'émotivité. Le café agit passagèrement sur la fonction intellectuelle, les idées semblent accourir en foule et la compréhension paraît plus facile, mais le café encourage l'agitation de l'esprit et la violence des réactions. Cette suractivité semble gagner l'oreille (bourdonnement). Elle permet de percevoir les bruits les plus légers et les plus lointains. Dans le cerveau, les idées se pressent en foule, embrassant des projets imaginaires. C'est la céphalée d'agitation qui peut apparaître, à partir de la plus légère émotion ou excitation. Elle concerne les sujets en suractivité cérébrale qui tentent de stimuler par la tasse de café la rapidité de l'intelligence et des réflexes. Mais la rapidité de pensée a pour revers l'intolérance à la douleur, aux bruits, et à toute situation.

LE « COUP DE SANG » : *Glonoin*. C'est le plus congestif des remèdes, après *Belladona*. Ici une vague de sang et de chaleur déferle vers la tête ; elle est plus marquée que pour Belladona. C'est le mal de tête battant et accablant, les pulsations artérielles peuvent être perçues aux tempes et aux artères du cou, et semblent suivre le rythme du cœur ; le cerveau paraît trop large et la tête, qui devient rouge et chaude, semble éclater. C'est un véritable afflux de sang qui se précipite vers elle. La migraine de Glonoin reproduit les effets du coup de soleil : sa congestion, son abattement. Elle peut être provoquée par des chaleurs ardentes, des fournaises, des sources lumineuses intenses (spots). On ne peut s'étendre ou se coucher la tête basse. La migraine disparaît après le sommeil, s'améliore au grand air, et bénéficie toujours d'une tasse de café. C'est le remède des têtes lourdes, des cœurs lourds, des agitations de l'hypertension débutante. C'est le premier intervenant des effets de l'insolation et de tous ceux qui ne savent supporter la chaleur sur la tête. La femme se plaindra particulièrement si les règles manquent ou tardent à se présenter.

LE DIGESTIF : *Iris versicolor*. C'est la fâcheuse rencontre de la migraine, des troubles digestifs et des symptômes visuels. La vue peut être brouillée, affaiblie, avant et pendant les maux de tête. L'estomac est en partie responsable de l'accès migraineux. Une hypersécrétion gastrique ou pancréatique semble s'accumuler sous l'effet des spasmes « verrouillant » le libre écoulement des sucs gastriques ; le contenu du duodénum ne s'est pas libéré et entraîne d'abondants vomissements muqueux, acides, qui échauffent la gorge et la langue. Cette stagnation hyperacide peut entraîner des diarrhées brûlantes avec sensation de feu au passage des selles. C'est la migraine qui peut survenir périodiquement, le dimanche, chez le travailleur intellectuel ayant un passé digestif. L'agression semble partir du tube digestif, par reflux ascendant. Les douleurs très circonscrites de la tête, temporales ou frontales, avec antécédants de brûlures digestives, réagissent bien à *Iris versicolor*.

L'ALTERNANCE : *Lac caninum*. Spécifique de la migraine alternante qui s'efface d'un côté pour gagner l'autre, mais occupe toujours une moitié de la face. Les symptômes se déplacent d'un endroit à l'autre. L'hypersensibilité rend distrait ou oublieux. La mémoire, elle aussi, est en fuite ; elle est aussi mobile que les symptômes. Les erreurs se font plus nombreuses, on oublie les mots justes, les dernières lettres d'une phrase (c'est la panne cérébrale). La distraction s'installe peu à peu. On abandonne vite ce qui a été commencé et la tristesse s'installe avec son cortège de pleurs et d'idées noires, l'appréhension de défaillir, de se trouver mal. De curieuses douleurs angineuses apparaissent aux règles et finissent avec elles. Les seins deviennent douloureux et la colonne vertébrale sensible au moindre contact.

LE NÉVRALGIQUE : *Spigelia.* Remède de névralgie à point de départ occipital, avec extension au-dessus de l'œil gauche. La douleur raidit le cou et les épaules. Il n'y a pas de troubles digestifs, mais beaucoup de palpitations cardiaques, d'oppression. La sensation migraineuse semble suivre l'évolution de la courbe solaire. Les douleurs sont élançantes, comme des aiguilles brûlantes qui s'étendent vers l'œil avec larmoiement de ce côté. Les globes oculaires sont toujours douloureux. Le sujet ne peut ni se coucher sur le côté gauche ni dormir la tête basse. Les yeux paraissent trop grands ou vouloir sortir des orbites. La douleur peut être à type de pression comme si un bandeau était fortement serré autour de la tête.

L'IMMOBILE : *Bryonia.* Remède vasculaire complémentaire de *Belladona* si l'aggravation par le mouvement est formelle. L'immobilisation est la seule parade à la douleur. Mais un certain ralentissement peut être prémonitoire chez Bryonia : l'enfant ralentit son rythme de jeu, l'adulte rechigne à l'effort. Cette modalité d'immobilité est confirmée par la pression bienfaisante sur la zone douloureuse. Il faut rester couché, s'interdire tout mouvement de la tête ou des yeux : la pression de la région douloureuse par le doigt assure un soulagement. Si une soif vive ou une constipation sont des symptômes concomitants, le remède devient très efficace. La migraine congestive accompagne toute affection aiguë à distance chez Bryonia. Le mal de tête est en quelque sorte le signe avant-coureur, il est pire le matin, comme si le corps se refusait à la mise en route. Cette migraine congestive entraîne paresse, indifférence, torpeur. Elle impose toujours une immobilité absolue du sujet et de la zone douloureuse.

LE BESOIN D'AIR : *Pulsatilla*. C'est le remède des migraines congestives avec troubles digestifs, chez des natures délicates épouvantées à la vue du gras. La bouche est sèche, l'haleine est désagréable mais on n'a pas soif. Frileux, ce sujet est néanmoins intolérant à la chaleur ; on ne se sent bien de la tête qu'à l'extérieur, au balcon, en remuant en plein air. Des irrégularités menstruelles, un état variqueux compliquent la situation chez ce sujet doux, passif, larmoyant mais vite consolé. Le psychisme de Pulsatilla, célèbre par une douce mélancolie, est à l'image de sa physiologie ralentie, tant hormonale que vasculaire. L'amélioration spectaculaire à l'air frais révèle le contentieux veineux de la situation.

LE CONGESTIF : *Lachesis*. La migraine congestive des sujets silencieux, apathiques le matin, loquaces le soir. L'atteinte se porte au-dessus de l'œil gauche ; c'est un remède qui trouve une large indication à la ménopause. On est aggravé par toute source de congestion : la chaleur, le soleil, l'attente des règles, toute constriction autour du cou ou de la taille. L'arrivée de l'hiver l'installe dans une période de rémission, le printemps relance les offensives. La migraine peut s'accompagner d'obstruction nasale. Tout s'améliore avec l'apparition d'un écoulement nasal, menstruel ou ... verbal. Les yeux paraissent tirés vers l'arrière.

LE SPASMODIQUE : *Magnesia phosphorica*. Remède de névralgie qui peut se confondre avec la migraine. C'est le mal de tête du sujet jeune, en apparence vigoureux, mais hypersensible au froid, et rapidement victime de l'effort mental. Le moindre courant d'air ou refroidissement brusque contractent les muscles du cou, déclenchent des spasmes ou des douleurs abdominales. L'appareil musculaire s'installe dans la crampe, la crispation, le tic douloureux (de la face), le sujet se sent envahi d'impatience, de besoin de bouger pour réchauffer ses muscles et libérer ses tensions cérébrales. Les douleurs sont aiguës, paroxystiques avec frissons et toujours soulagées par la chaleur, les applications chaudes.

L'ÉPUISÉ : *China*. C'est la migraine de détresse survenant sur un organisme épuisé ou débilité. Il s'agit là d'un sujet affaibli après une forte perte de liquides vitaux (hémorragies, transfusions, excès sexuels), agressé par le froid et les courants d'air, avec une hypersensibilité de la tête pendant la céphalée et surtout une très vive réaction aux bruits, curieuse répercussion de l'asthénie. Les battements dans la tête, l'exaltation de l'ouïe sont proportionnels à la défaillance générale, encore aggravée par le relâchement flatulent de l'intestin qui peut s'accompagner de diarrhées épuisantes.

LE CIRCULATOIRE : *Ferrum metallicum*. C'est la migraine des gens pâles qui deviennent rouges, congestionnés au moindre effort, à la moindre émotion. La douleur est martelante, battante, en « coup de marteau ». Les femmes un peu rondes mais anémiques rougissent pour un rien et présentent des menstruations profuses, en avance et trop longues. La faiblesse du courant sanguin est responsable de ce type de migraine martelante, avec visage rouge et pieds froids.

L'ŒIL DROIT : *Sanguinaria*. C'est un authentique remède congestif à latéralité droite. La douleur semble partir de l'occiput pour gagner la région temporale et se fixer au-dessus de l'œil droit. Son intensité suit la courbe solaire et atteint son paroxysme à midi. On devient sensible aux odeurs (parfum des fleurs), à la vue des aliments qui déclenchent des nausées. Des vomissements bilieux peuvent survenir et apaiser la migraine. Cette effervescence vasculaire peut survenir en fin de semaine. C'est aussi un remède de la ménopause où la migraine accompagne les vagues de bouffées de chaleur. *Sanguinaria* s'adresse à de tels états congestifs chez des sujets à teint clair qui voient sur la face se dessiner ces veinules apparentes, voire des éruptions à proximité des règles, qui peuvent être insuffisantes ou en retard.

LE BESOIN DE SAIGNER : *Melilotus*. C'est un curieux remède qui prend de l'importance dans des situations typiquement féminines. La prise de contraceptifs ralentit le flux menstruel et congestionne la tête. C'est le remède de secours des règles pauvres, parfois améliorées par un petit saignement de nez.

LA SENSATION DE FROID : *Menyanthes*. La céphalée semble avoir comme point de départ les muscles de la nuque, mais surtout s'accompagne d'une sensation de froid glacial au corps, alors que la tête semble brûlante. Le patient a du mal à se réchauffer et doit, comme pour Bryonia, serrer fortement la région douloureuse.

LES EXCÈS : *Nux vomica*. Convient aux « migraines » consécutives aux excès de table, aux lendemains de fêtes ; on se réveille avec une grosse tête, une mauvaise haleine, de l'amertume et une « humeur » qui nécessite pour l'entourage tact et ménagement (l'explosion risque d'être retentissante).

L'HÉPATHIQUE : *Chelidonium*. C'est la céphalée hépatique pure qui s'installe au-dessus de l'œil droit avec endolorissement du globe oculaire, mauvaise haleine, langue jaune et pâteuse, endolorissement, pesanteur du foie. La douleur du foie s'étend au niveau de l'angle inférieur de l'omoplate droite. Certains auront la migraine de l'altitude, des transports ; tel sujet ne supportera pas le moindre couvre-chef, tel autre cherchera à entourer sa tête d'un bandeau. La femme exprimera puissamment à travers la migraine menstruelle son déséquilibre hormonal et sexuel. Et surtout la fameuse migraine nerveuse, celle qui survient à chaque conflit émotionnel ou professionnel.

L'homéopathie est une interrogation, un mode d'interprétation de messages codés : ceux de la maladie, du malade, de la diversité humaine. Paradoxes, contradictions ? ce qui gêne le statisticien devient information utile pour le médecin homéopathe. Chacune de ces « bizarreries » correspond, au contraire, à la signature d'une identité humaine qui s'affirme avec d'autant plus de force qu'elle est en train de souffrir.

Approche et investigation d'un cas de migraine

Allopathie	*Homéopathie*
• Priorité à la physiopathologie.	A. *Symptômes mentaux.* Étude du changement de caractère à l'apparition de la maladie.
• Sens des anomalies vasomotrices.	• Perturbation du vécu de la personne.
• Modifications biochimiques. La sérotonine. Anomalies plaquettaires. Cathécolamine. Recherche de principes vaso-actifs.	• Perte du désir de compagnie ou de consolation. • Obstacle à la capacité de concentration.
• Diagnostic clinique rigoureux.	• Difficulté à trouver le mot juste ou la phrase appropriée.
• Étude des facteurs déclenchants :	Diagnostic clinique rigoureux mais :
Facteurs articulaires. Facteurs alimentaires Facteurs allergiques. Facteurs sensoriels. Facteurs psychiques.	B. Symptômes portant sur la *totalité* du patient et non uniquement sur l'étude d'un organe ou d'une partie du corps.

- Étude des associations morbides et des symptômes d'accompagnement.
- Maîtrise de l'accès douloureux aigu.
- Difficulté du traitement de fond.
- Reconnaissance des aléas épidémiologiques de l'hérédité et du terrain.
- Approche de l'état hormonal.
- Introduction récente et discrète du *psychiatre* et des disciplines de l'esprit.

C. Réactions aux stimuli extérieurs : saison, chaleur, froid, humidité, grand air, orage, neige.

D. Étude des réactions de bien-être ou d'aggravation dans des situations particulières (selles, règles, activité sexuelle, activité physique normale). Périodicité.

E. Désirs et aversions alimentaires.

F. Étude du comportement pendant le sommeil et des rêves répétés. Latéralité.

G. Symptômes locaux retrouvés dans plusieurs parties du corps.

H. Étude de l'hérédité, du bâti physique, des dispositions morbides (le terrain). Sens et logique de l'évolution dans le temps.

Priorité à la perturbation biochimique

Priorité à la connaissance d'un *homme* à travers ses troubles.

Exemple : la migraine de Mme M., 51 ans, chef de service.

C'est l'histoire d'une migraine unilatérale apparue à la ménopause sur le côté gauche du crâne. Mme M. décrit sa douleur comme un véritable afflux de sang, pulsatile, qui monte le long du cou puis se loge au-dessus de la tête, boursouflant parfois son visage. Les globes oculaires sont hypersensibles, comme tirés vers l'arrière des orbites. Cet état s'accompagne fréquemment de bouffées de chaleur, de palpitations et parfois d'une gêne respiratoire avec besoin de faire des respirations profondes.

On apprendra que depuis la ménopause le comportement s'est modifié.

A) Le soir elle reste facilement éveillée ; elle parle abondamment, se jetant dans les débats avec animation en passant d'une façon décousue d'une idée à l'autre. Elle reconnaît que depuis quelque temps son humeur est devenue méfiante, soupçonneuse, jalouse, parfois sans raison. Elle s'imagine que ses amis, son mari, son entourage essaient de lui nuire.

B) Depuis la ménopause les bouffées de chaleur se succèdent en vagues répétées. Elle est affectée par des maux de gorge, des bourdonnements d'oreilles, parfois des saignements de nez. Elle a consulté une cardiologue qui l'a rassurée sur son oppression et ses palpitations. Elle se plaint d'hémorroïdes, et les varices de la jambe gauche se sont aggravées. Elles sont devenues sombres et très sensibles au toucher, des ecchymoses apparaissent au moindre choc. Depuis la suppression des règles, les rhumes ou les maux de gorge ne font que se succéder. Les allergologues consultés ont incriminé une hypersensibilité à de très nombreux allergènes et ont renoncé à la traiter.

C) Mme M. se plaint d'aggravation à l'apparition des premières chaleurs du printemps et à l'automne. La chaleur, le soleil, le temps brumeux l'incommodent. L'hiver, bien au contraire, semble être sa meilleure saison et elle se sent bien en plein air, les fenêtres ouvertes.

D) C'est un trait tout à fait particulier de Mme M. : elle semble soulagée par les écoulements de toute nature. L'apparition des règles, saignements ou écoulements de nez, émissions de selles ou d'urines lui procurent un bien-être immédiat.

E) Depuis quelque temps, Mme M. éprouve le soir un irrésistible et déplorable besoin d'animer ses soirées en faisant appel à quelques secourables verres d'alcool...

F) Les symptômes de Mme M. s'aggravent régulièrement pendant le sommeil. Celui-ci est impossible sur le côté gauche tant le cœur lui paraît agité. De larges inspirations lui font craindre la nuit, elle redoute de manquer d'air en s'endormant. « Dormir, c'est mourir un peu. » Elle fait des rêves affreux (rêves de mort, de ceux qu'elle a perdus, de sa propre mort). Si son sommeil se prolonge, elle se réveille avec des maux de tête effrayants. Le matin, elle se sent maussade, découragée, comme accablée d'un chagrin qui l'envahit de la tête jusqu'aux pieds... C'est la mélancolie, avec son cortège d'idées folles, de soupçons et de découragements. Tous ses symptômes semblent curieusement affecter le côté gauche (l'angine, le blocage de l'épaule, le côté gauche du thorax, les reins, l'ovaire gauche, genou et cheville, qui paraissent toujours affectés du même côté).

G) Mme M. ne peut supporter aucune constriction du cou, de la taille ni même des chevilles ; le contact même des vêtements lui apparaît comme une entrave. La sensibilité au toucher est exacerbée. Le poids des couvertures l'incommode et le simple effleurement de la peau est intolérable.

H) Depuis la ménopause l'enveloppe corporelle de Mme M. s'est élargie ; elle semble retrouver l'image des ascendants familiaux dont elle porte la même silhouette, le même profil biologique. Certains facteurs de risques vasculaires ont été évoqués par le cardiologue autour des chiffres de la glycémie, du cholestérol et des triglycérides, présentés par la malade. Les légères déformations des doigts lui font craindre la maladresse et les douleurs rhumatismales déjà vécues par sa mère. Ses amies lui parlent de cette fameuse ostéoporose de l'âge féminin qui voit le squelette se dégarnir et rendre toute articulation désagréablement douloureuse. Les pertes de mémoire, les idées confuses lui paraissent d'un sinistre présage. L'étude d'ensemble de cette céphalée conduit vers le diagnostic et la prescription de *Lachesis*.

MIGRAINE OPHTALMIQUE ET BROUILLARD VISUEL

Migraine d'héritage « sans notaire », migraine de structure, c'est une des grandes peines heureusement épisodiques de l'adolescence. Elle est l'exemple de la défaillance cérébrale accompagnée de symptômes visuels.

Georges R. est étudiant en lettres. Deux à trois fois par an, plus spécialement à l'approche si redoutée des contrôles de connaissances, il se trouve accablé par un phénomène oculaire précis. Un point brillant apparaît devant ses yeux, mobile avec le regard. Puis une figure en zigzag se dessine, parfois des boules colorées, des étoiles ou des flashes scintillants traversent son champ visuel. Fermer les yeux n'effacera pas le symptôme. A travers la blancheur fulgurante, les objets ne sont plus perçus : si on met une plume devant l'œil, il lui est impossible de la distinguer. Les objets paraissent flous, colorés, comme irisés. Lorsque la période des plages multicolores s'estompe survient la phase sombre, aveugle, qui ampute le champ visuel. Une partie verticale ou horizontale du champ visuel vient s'installer dans l'ombre. Les paupières deviennent lourdes et pesantes. Au bout de vingt minutes la migraine se déclenche avec son cortège de nausées et la sensation de ne pas pouvoir tenir sur ses jambes. Il se sent devenir abruti, somnolent, et cherche à s'allonger sans manger et surtout sans boire, les yeux fermés. Pendant la migraine, le visage de Georges est toujours marqué par une forte pâleur, signe de déficience par asthénie, ou désertion circulatoire. Les images peuvent paraître dédoublées. Vingt minutes après, la crise se termine, comme à l'accoutumée, par une abondante émission d'urine qui le ramène à la vie normale : c'est là le tableau de Gelsemium !

La sœur aînée de M. G. R. souffrait des mêmes crises. Elle a fait usage de l'ergotamine jusqu'à l'âge de vingt ans où tout est rentré dans l'ordre. Sa mère, libérée de ce mal au même âge, a vu réapparaître ces crises à la ménopause, sous forme de migraine commune.

La migraine ophtalmique est la plus fréquente des migraines accompagnées (40 % des cas). Chaque malade décrira son spectacle visuel, toujours le même. Du point de vue physiologique, les surimpressions lumineuses, les amputations visuelles sont l'effet de constrictions des artères cérébrales postérieures irriguant le pôle *occipital* du cerveau.

L'œil est l'organe le plus fin, l'antenne neurosensorielle la plus fragile de notre corps. Les analystes pensent que l'enfant peut percevoir à la naissance des intensités lumineuses blessantes (A. Garma[1]). L'enfant discerne, même sans savoir distinguer les objets, des étincelles de lumière auxquelles il n'est pas habitué et qui lui font mal : ce n'est plus l'accueil à la vie, c'est un véritable traumatisme visuel.

Recevoir un coup sur la tête engendre des sensations lumineuses : on dit qu'on voit « trente-six chandelles ». Les stimuli visuels semblent indissociables de la vie émotionnelle intense, capables même de modifier le volume des artères. Georges redoutait les examens. Il fait partie de ces familles où le contrôle des connaissances est un calvaire rituel. Sous l'effet de l'émotion, les envies d'uriner sont impérieuses, et la publication des résultats entraîne des débâcles intestinales. Chaque événement est vécu comme un coup sur la tête à la partie postérieure qui commande la fonction visuelle.

1. A. Garma, *Les Maux de tête*, PUF.

C'est ce genre de migraine qui affecte les enfants tirés, en septembre, vers les chemins de l'école, inquiets de tout, et d'abord des visages inconnus. Il est curieux d'observer chez ces enfants une forte convexité de l'occiput et de la nuque, à l'image de leur pusillanimité, alors que les enfants fermes, intrépides et batailleurs présentent cette ligne postérieure de la tête plutôt en ligne droite abrupte.

La prise de *Gelsemium* efface la migraine et rend la communication plus facile. On appréhendera moins l'autorité : le maître d'école, le père, le gendarme, le directeur d'entreprise. L'élocution verbale sera meilleure et les jambes plus solides devant l'événement. Voilà un remède local s'étendant à la personne. Consolidant l'audace, effaçant migraine et brouillard visuel, *Gelsemium* est le remède de l'inhibition et du déséquilibre par la frayeur, car celle-ci engendre la paralysie des fonctions et de la volonté de réagir. A l'extrême elle bloquera le langage, la compréhension élémentaire des mots ou d'un texte écrit. Le sujet redoute vraiment de perdre la mémoire, alors qu'il perd seulement confiance en ses facultés.

La peur de vivre, le trac semblent vider l'enveloppe corporelle de son contenu, le corps stupéfait laisse l'énergie s'échapper. C'est la fuite des idées, fuite des urines, le besoin d'aller à la selle, la défaillance de la mémoire de ce cerveau occipital qui perd la sérénité et laisse les paupières se fermer sur les choses de la vie. (*Gelsemium* est le premier remède des effets secondaires du... cambriolage.) On ne sait pas réagir, on plie sur ses jambes, on est K.O. debout, on baisse la tête.

Gelsemium s'attache à cette période fragile de l'adolescence qui inaugure une voie difficile pour l'expérience et la conquête de l'autorité. C'est la délicate affirmation de soi où l'audace côtoie la peur. Le besoin d'estimer, d'aimer, d'encenser s'accompagne de brusques démissions ou de renoncements inattendus. C'est une sincère générosité mais facilement en déroute. *Gelsemium* et *Natrum mur.* incarnent ces appréhensions de l'adolescence. (Ils réduisent l'orgueil tourmenté et effacent ces pertes de confiance en soi s'exprimant en silence, fuite, ou agressivité.)

Les migraines ophtalmiques peuvent être en relation avec des perturbations digestives. Le liquide gastrique, en insuffisance ou parfois en excès, devient franchement agressif, on peut voir parfois une stagnation importante de la sécrétion gastrique par mauvais écoulement duodénal. Le malade se plaint de renvois acides, le paysan décrira son « brûlant » qui remonte de l'œsophage jusqu'aux gencives, inondant son palais de salive âcre. A ce moment précis, la migraine s'allume et la vue se brouille : c'est l'indication d'*Iris versicolor*, le remède qui vient au secours des têtes douloureuses accompagnées de brûlures gastriques.

La migraine peut être unilatérale, survenir tous les huit jours ; c'est la fameuse migraine du dimanche, des difficultés digestives et des... mauvaises pensées où tous les contentieux remontent en surface.

La participation gastrique est aussi présente chez *Kali bichromicum*, ce curieux remède où les symptômes douloureux, brûlants, s'installent sur de petites surfaces nettement localisées. La douleur de l'estomac paraît singulièrement circonscrite, le coccyx sera douloureux en un point bien précis, et la migraine au-dessus de l'œil aura bizarrement la dimension d'une pièce de monnaie. Il est indiqué chez des gens altérés en permanence mais qui signalent un dégoût de la bière après en avoir longtemps connu l'envie.

Autre exemple de l'implication digestive dans la migraine ophtalmique : le malade justiciable de *Cyclamen* digère mal les graisses et se plaint d'un goût salé dans la bouche. Les composants du lait, les albumines soumettent le corps aux rudes lois de l'allergie, ce contentieux digestif éclate sous la forme de migraine avec papillotement des visions de couleur ou d'aiguilles brillantes, et la douleur de tête s'aggrave quand la vision s'éclaircit. *Lac defloratum* est le remède complémentaire de ces céphalées à susceptibilité digestive avec paresse intestinale et nausées violentes. Le bruit, la lumière d'une chandelle sont à peine supportables. Des frissons, de fréquentes envies d'uriner escortent cette réaction d'allergie aux composants du lait avec forte dégradation visuelle. Ce sont des malaises dus à des changements de régime, à des dérèglements alimentaires.

La migraine ophtalmique est l'apanage des adolescents mal structurés, parfois pusillanimes, inhibés devant l'action. La croissance est pour ceux-là une délicate transition. C'est le cas de *Silicea*, remède d'une adolescence qui restera incertaine, en proie au doute de soi, malgré une application acharnée. Les efforts cérébraux trop soutenus sont sanctionnés par une céphalée occipitale qui ira se loger au-dessus de l'orbite avec difficulté à lire un texte, tant les lettres s'embrouillent à la lecture. C'est la migraine intellectuelle des déminéralisés, de ceux qui utilisent l'intellect avec une farouche détermination. Conscience, scrupules, volonté de s'affirmer tentent de s'imposer sur un fond de faiblesse et d'incertitude. La trop grande concentration cérébrale peut mettre en tension les voies de la sensibilité (c'est la spasmophilie, déminéralisation des adolescents). Les troubles peuvent être impressionnants malgré leur bénignité : on se plaint de fourmillements, de picotements aux extrémités des quatrième et cinquième doigts, d'agaçantes contractures des muscles du visage et du pourtour buccal. Ces désordres sensitifs indiquent la perte d'autorité du cortex cérébral sur la peau : ils peuvent aussi signifier des carences minérales dont les déperditions sont parfois considérables à cet âge. Le magnésium ou le calcium sont l'indication majeure dans ces « flous » de sensibilité qui accompagnent la migraine ophtalmique.

Mais le schéma habituel de compensation minérale thérapeutique est une opération souvent vouée à l'insuccès. Le corps réagit mal à une action de masse. Cellules et psychisme semblent être davantage sensibles à la dose infinitésimale, et

Silicea, par les singuliers pouvoirs de l'infiniment petit, consolide la faiblesse des racines et fortifie l'élan vital.

COMMENT RECONNAÎTRE UNE MIGRAINE OPHTALMIQUE

- Début dans l'adolescence.
- Antécédents familiaux. Hérédité.
- Attaque survenant presque toujours du même côté.
- Images brillantes ou assombrissement du champ visuel précédant la migraine.
- Phénomène visuel surajouté perçu les yeux fermés et suivant le mouvement des yeux.
- Fourmillements, troubles sensitifs sur le visage.
- La migraine apparaît trente minutes après les troubles visuels.
- Nausées, vomissements, vertiges.
- État de fatigue annonçant la fin de crise.
- Attention : plusieurs formes de migraines peuvent coexister.

MIGRAINE ET HÉPATISME

La relation est si vraie, si sincère qu'il est difficile de ne pas y souscrire : le foie est un organe qui ne met pas ses victimes à terre, il gronde rarement, mais il taquine dès la tendre enfance ! Il est difficile de ne pas mettre à son crédit ces malaises de l'enfance qui prennent différentes appellations, depuis la crise d'acétone jusqu'à l'intoxication alimentaire, en passant par les excès de gourmandise inavoués. La réputation hépatique continue d'avoir la vie dure et son dérèglement est mis en cause à partir de susceptibilités alimentaires qui couvrent parfois d'autres sens cachés, ceux-là psychologiques. Le début du siècle a vu l'hépatisme triomphant avant l'ère biochimique de la sérotonine. Les crises lui ressemblent par les dégoûts alimentaires, les nausées tenaces et le mal de tête qui plonge dans la torpeur.

On a tendance à exclure, de nos jours, le foie du catalogue des grands coupables ou des grands suspects ; les ictères de l'enfance semblent être gommés du passé des migraineux : au début du siècle, la médecine se félicitait de l'amélioration de ces malades par l'aspiration duodénale d'une bile stagnante ou en excès. La démystification hépatique était nécessaire ; car ce célèbre carrefour de malaises héberge d'autres suspects, en particulier l'angle droit du côlon, responsable de flatulence et de dyspepsie. Tout est paradoxal à l'échelle humaine : les gros obstacles biliaires n'entraînent souvent aucune douleur, la lithiase microscopique, les boues biliaires peuvent paralyser des vies durant. L'ablation de la vésicule n'a jamais interrompu la carrière d'un migraineux. Les spasmes de cet organe sont directement fonction de nombreux stress de l'existence. La colère inhibe la production de bile (*Chamomilla*, *Colocynthis* sont deux remèdes du spasme biliaire engendré par la colère) alors que l'anxiété et la dépression l'augmentent (on se fait « de la bile ») ; Ignatia est l'exemple même des blocages de la sécrétion biliaire par les remous de la vie affective.

La vésicule biliaire, organe de décision, inspire l'action volontaire et le courage ; son ablation fait perdre la fermeté de la pensée, l'autorité : les enseignants qui maintiennent la discipline dans les classes ont des spasmes de la vésicule biliaire, les professionnels de la Bourse voient leur diabète s'élever lorsque le cours du sucre est à la baisse !...

Le blocage du foie entraîne la paresse de l'esprit avec la peur d'entreprendre, de manquer d'argent ; l'hépatisme est ce frein à l'élan vital qui entraîne l'appréhension devant l'action ; alors que le migraineux vrai assume ses responsabilités et sombre le dimanche, les bilieux s'installent, eux, dans la mélancolie chronique.

L'atteinte vésiculaire provoque l'inertie, la répugnance à l'action. Mais d'autres symptômes sont à retenir : la lenteur de la digestion, l'intolérance aux graisses, à la viande, au lait, aux hydrates de carbone, au chocolat. Un goût amer envahit la bouche et s'accompagne souvent d'une haleine lourde vite notée par l'entourage. D'impérieux désirs de boissons fraîches apparaissent et le contentieux peut éclater sous forme de poussées intermittentes d'urticaire. Certains patients connaissent leurs limites et écartent les aliments soupçonnés, rééquilibrant ainsi leur mode de vie (sauf pour Ignatia qui digère hors de chez elle tout ce qu'elle ne supporte pas sur sa table). Les hépatiques savent mal équilibrer leurs rations alimentaires et surtout le rythme de leurs repas : la fonction hépato-vésiculaire est marquée par le rythme ; les repas doivent être pris avec une régularité d'horloge : tout retard horaire favorise la rétention et souvent l'apparition des migraines. Lycopodium est l'exemple de cette migraine provoquée par le moindre décalage horaire des repas. Elle s'apaise au contraire par absorption de nourriture. Un de nos élèves, hépatique avéré, n'avait jamais connu de migraine durant sa vie de pensionnat ; l'horaire régulier n'entraînait aucun trouble quelle que soit la qualité des aliments. Ses malheurs commencèrent avec le rythme plus anarchique des cantines d'étudiants.

Les intervenants végétaux de la sensibilité hépatique

La gemmothérapie est une thérapeutique de drainage qui utilise des préparations de bourgeons végétaux frais et des tissus embryonnaires en voie de croissance tels que jeunes pousses, écorces internes de racines. Ces tissus sont riches en hormones de croissance qui corrigent l'insuffisance hépatique. Les jeunes pousses de *Rosmarinus 1 D* (le romarin) lèvent les spasmes vésiculaires. Les racines de *Juniperus* (le genièvre) combattent les grandes défaillances hépatiques. Les jeunes pousses de *Rosa canina* (l'églantier) neutralisent les migraines à composante allergique hépatique sans traduction cutanée, tandis que les bourgeons de *Ribes nigrum* (le cassis) ont d'heureux effets sur la migraine et ses équivalents cutanés : l'urticaire et l'œdème de Quincke.

L'organothérapie est une méthode thérapeutique qui stimule, par voie infinitésimale, le tissu ou l'organe homologue affaibli. Les extraits tissulaires dilués viennent au secours de l'organe perturbé ou déficient. Selon la dilution on peut exciter (4 CH), freiner (15 CH) ou régulariser (7 ou 9 CH) une fonction défaillante. Chaque tissu vivant paraît sensible à sa propre spécificité et il tire bénéfice d'une thérapeutique tissulaire correspondante ; une réaction immunitaire favorable se met en place. Les extraits de foie, vésicule biliaire, muqueuse duodénale ont d'heureux effets de drainage sur le parenchyme hépatique et le comportement migraineux. Mais ces actions auxiliaires doivent compléter ou épauler le remède homéopathique, toujours personnalisé.

Chez *Cardius marianus* la pesanteur cérébrale semble naître d'une congestion hépatique. On sent son foie lourd, douloureux, une langue chargée, et le cortège habituel de l'insuffisance digestive se met en place, avec les hémorroïdes, la surcharge veineuse, les varicosités, qui traduisent la surcharge hépatique et le retard de la circulation de retour. La bouche devient amère, le repas n'apporte plus ses effets tonifiants, il entraîne fatigue, sueurs, paresse de l'esprit. La signature hépatique apparaît avec l'alternance de constipation et diarrhée. L'ensemble hépato-digestif semble paresseux pendant un temps et se libère par intermittence sous forme d'une diarrhée d'élimination biliaire.

La grande chélidoine (*Chelidonium*) a une action profonde sur le foie. Les signes ne trompent pas : l'entourage ou le sujet perçoivent une mauvaise haleine, une langue jaune et pâteuse, une amertume qui envahit la bouche avec des douleurs hépatiques irradiant vers l'omoplate droite ; à l'extrême, les selles peuvent devenir pâles, le teint vire au jaune, spécialement à la paume des mains, du visage. Un symptôme curieux de Chelidonium : l'impression d'une corde ou ceinture autour de l'abdomen ; c'est l'élargissement de la surface hépatique qui commence à encombrer la partie digestive ; mais la migraine s'accompagne de mélancolie, de torpeur et de paresse du travail intellectuel. Les globes oculaires deviennent douloureux et se prêtent difficilement à l'effort visuel. La relation entre la fonction hépatique et la finesse visuelle est grande. C'est la défaillance du foie qui inaugure, à cinquante ans, le ralentissement et la perte de la chaleur vitale, les troubles de lecture et la nécessité des verres correcteurs. Certains migraineux ont un transit intestinal rapide. La diarrhée peut être matinale, épuisante, en catastrophe, la turbulence intestinale se soulage par la position à plat ventre, mais, curieusement, lorsque la tempête des viscères est à son paroxysme, la migraine s'estompe (*Podophylum*).

Ricinus, le ricin, aura des nausées à la seule vue de la nourriture. La fragilité hépatique déjà existante peut se trouver aggravée par certains comportements alimentaires, excès de toutes sortes, gourmandise qui donneront des migraines à langue blanche, épaisse, associée à des réactions de hargne ou de bouderie (*Antimonium crudum*). Le mal de tête occipital sera accompagné de vomissements abondants et d'une soif caractéristique.

Les intolérances digestives sont fameuses chez *Pulsatilla*, frileuse mais congestive, qui aura une nausée instantanée à la vue de la nourriture grasse ou des plats orientaux. Pulsatilla est ce trouble-fête des grands repas de famille par son inappétence à la vue des nourritures riches et de la moindre tranche de foie gras.

Sepia promène un regard triste sur les plaisirs de l'existence, surtout ceux de la table. Tout semble noir dans *Sepia* : sa bile, ses pensées, son humeur, alors que le regard épicurien des *Nux vomica* et *Sulfur* s'allume dès qu'ils passent à table !

Phosphorus, hépatique notoire, aura une migraine précédée d'un état de bien-être exceptionnel et parfois d'une faim étonnante. Il est vrai que ses besoins de ravitaillement sont impérieux même avec 40° de fièvre. Le gras répugne un peu, certes, mais les sensations de défaillance à l'estomac appellent le besoin d'aliments, de boissons froides et de mets salés, parfois elles déclenchent une faim nocturne qu'il faut satisfaire. L'irritabilité se calme en mangeant ; les ressentiments, mauvaises pensées, crispation générale semblent s'effacer par la mise en route des maxillaires.

Les migraines de surcharge

La vie sédentaire freine le métabolisme, alourdit la charge du foie. Le fameux dicton « se nourrir comme un roi au petit déjeuner, un prince au repas de midi et comme un mendiant le soir » dénonce la plus lourde faute de civilisation assumée par les habitants des grandes villes. Le repas principal du soir apporte un excès de calories qu'aucun exercice musculaire nocturne ne viendra résorber ; les hydrates de carbone, carburants des muscles, affluent, s'accumulent, et obligent le foie à une surcharge fonctionnelle. L'activité physique des coureurs (jogging) est devenue la thérapeutique des civilisations de surcharge. Non seulement la tension cérébrale tombe, mais le métabolisme s'accélère et dissipe la migraine. Mais comment encourager et montrer le chemin des pistes aux inconditionnels de la télévision, aux sportifs en chambre qui s'enflamment devant le petit écran ou dans les tribunes plutôt que sur le terrain ?

Deux intervenants apparaissent dans cette société de consommation qui multiplie les publicités à visée sensorielle : *Nux vomica* et *Sulfur* sont d'authentiques amortisseurs de migraines ; ils désamorcent les excès associés à leur complice, l'alcoolisme et ses conséquences économiques désastreuses.

Nux vomica couvre les erreurs de comportement alimentaire depuis l'existence de l'humanité ; il accompagne le parcours de la civilisation. Il réunit, à lui seul, les vertus thérapeutiques, hépato-protectrices, cholérétiques d'une bonne centaine de spécialités pharmaceutiques. C'est le remède numéro un de la surcharge digestive et des repas d'affaires dans une société où les excès alimentaires s'installent allègrement du hors-d'œuvre à l'entremets. Ce seigneur de la société de consommation sera maussade ou incendiaire au petit matin. Il n'acceptera jamais d'« avoir tort » dans ses prises de position. Bouillant, querelleur, intolérant, on dit de lui qu'il est assis sur une seringue d'adrénaline ! Sa femme, soumise, dira de lui qu'il a « toujours raison », pour la paix du ménage. Ce samouraï des temps modernes associe la puissance du parachutiste à la douceur d'un chef de commando. Son jugement péremptoire est sans appel ; cet obsédé des dossiers et du menu détail entrera en fureur à la moindre contradiction, au moindre retard d'un visiteur. Attiré par les aliments relevés, assaisonnés et forts en saveur, il ne ménage jamais son estomac, mais une sieste de quelques minutes lui restituera toutes ses forces et équivaudra à des heures de sommeil naturel. Sa migraine du petit matin lui rappelle son intempérance et ses puissants instincts. Au regard de sa vitalité rayonnante, de son énergie et de sa capacité d'absorption, *Sepia* et *Pulsatilla* sombrent rapidement dans la déroute digestive et s'installent dans des maladies de longue durée.

Avec *Sulfur*, on retrouve le dynamisme des formes rondes, la vitalité des tempéraments sanguins ; l'optimisme est toujours à l'horizon, entrecoupé de courtes colères. Ce sujet sera incommodé par la chaleur, il transpirera abondamment de la tête au lit, au moindre effort, il recherchera les coins frais sous les draps. Sujet à assimilation imposante, Sulfur associera sans retenue les plats relevés, les desserts, les laitages et les vins capiteux. Bérurier de San Antonio, cet homme généreux, fort en couleur et en verbe, trouvera un plaisir suprême à se gratter ! Sa peau est décorée de granulations et d'éruptions, et lorsque la démangeaison s'atténue, une obstruction nasale, une crise d'asthme la remplacent et, en fin de parcours, la migraine de surcharge... Son prurit n'altère pas son optimisme, c'est sa puissante manière d'exister. Il combat joyeusement l'anxiété alors que d'autres paraissent sombres et figés dans leur relation avec la vie. Des éliminations généreuses (diarrhées, sueurs) le remettent en forme. *Nux vomica* et *Sulfur* sont des personnages étonnants de résistance par leur attachement au réel, aux situations concrètes. On pourrait leur reprocher de mal utiliser leur formidable énergie, d'être un peu trop sédentaires. Par leur apparence, toujours tonique et parfois rabelaisienne, ils illustrent parfaitement l'adage : « On est ce que l'on mange. »

COMMENT RECONNAÎTRE UNE MIGRAINE HÉPATIQUE

- Origine hépatique à critiquer.
- Lenteur de digestion. Intolérance aux graisses, au lait.
- Soif importante.
- Poussées d'urticaire.
- Alternance de constipation et de diarrhée.
- État de la langue. Mauvaise haleine.
- Susceptibilités alimentaires : aliments favorables ou fâcheux.
- La précision de l'horaire des repas est d'une importance capitale.
- La migraine est parfois précédée de bien-être.
- Amélioration par toute élimination naturelle (sueurs, diarrhée, prurit).
- Optimisme ou pessimisme suivant l'état digestif.
- Euphorie ou perte de pouvoir de décision. Paresse pour l'action.
- Périodicité de la migraine.

MIGRAINE ET FACTEURS ALIMENTAIRES DÉCLENCHANTS

On désigne ici la susceptibilité individuelle à des éléments spécifiques alimentaires. L'enquête est facile, la recherche scientifique y a beaucoup participé. Leur introduction déclencherait la migraine, leur mise à l'écart favoriserait le retour à l'équilibre. Les vérités sont moins simples ; la littérature est généreuse et chaque médecin semble établir sa propre liste des responsables alimentaires, toujours variable d'un confrère à l'autre... L'allergie est fréquemment incriminée. Elle se révèle dans 15 % des cas par des symptômes de coryza, d'asthme, d'urticaire ; l'équilibre hormonal (folliculine) est fortement suspecté. En effet les crises sont intenses à la puberté et s'atténuent pendant la grossesse. Mais le coupable n'est jamais exclusif et le métabolisme propre à chaque patient reste toujours l'élément principal.

Tel aliment, innocent pour celui-ci (*Nux vomica*), sera sans pitié pour celle-là (*Pulsatilla*). Aux hypothèses d'allergie viennent se superposer les lois du conditionnement et de l'apprentissage. *Nux vomica* n'est pas sourcilleux sur les labels ou les garanties de produit : sa mithridatisation aux poisons alimentaires est superbe, il franchira debout les intoxications collectives accidentelles alors que, pour le même plat, *Pulsatilla*, *Sepia* seront déjà conduits en ambulance vers l'hôpital le plus proche... En position intermédiaire, *Ignatia* singularisera constamment sa conduite ! Elle ne supporte pas les odeurs de tabac mais elle fume elle-même pour les éviter... Les *Ignatia* utilisent parfois du chocolat noir pour empêcher une crise de migraine. Comprenne qui pourra... La nourriture froide sera digérée et la nourriture chaude apportera des malaises. Le chou ou les oignons hachés seront bien tolérés mais le jambon de régime ne passera pas et, ô paradoxe ! on sera irrésistiblement attiré par des sucreries, qui aggraveront, bien sûr, l'état général... On se vêtira par temps frais et on se couvrira par temps chaud. On rit autant qu'on pleure et l'humeur n'obéit guère aux circonstances. Le besoin de rire escortera le tragique et vice-versa... Les mauvais esprits vont jusqu'à affirmer que lorsqu'une femme Ignatia met fin à ses jours, il faut rechercher son corps dans le fleuve en amont plutôt qu'en aval ! Paradoxe permanent du comportement humain, qui peut passer une nuit apaisante avec une tasse de café ou la passer debout avec insomnie totale, pour la même cause.

La plupart des auteurs arrivent à une sélection valable des interdits alimentaires :

- Lait et chocolat ;
- Œuf (albumine, etc.) ;
- Céréales ;
- Viande de porc ;
- Plats épicés (pour les sujets atoniques) ;
- Volailles et crustacés (pour les gros mangeurs).

Le lait semble arriver en tête de bon nombre d'inculpations et, si les médecins le trouvent nécessaire dans la première année de l'enfant, il est remis en question, spécialement dans une maladie allergique héréditaire : l'eczéma constitutionnel dit atopique avec invasion cutanée et alternances respiratoires (graves) où le premier geste est la mise à l'écart du lait (à remplacer par du lait de soja).

La tyramine a gagné ses galons d'agent provocateur de migraine. C'est une composante chimique présente dans certains aliments capable de déclencher une crise migraineuse typique chez les sujets atteints de migraine alimentaire. Par action sur le système sympathique (et libération de noradrénaline) et par ses effets congestifs, la tyramine serait responsable de 30 % des migraines; les sujets seraient incapables de dégrader dans l'intestin la tyramine ingérée ou produite, qui ensuite passerait dans le sang. Ce genre de migraine est accompagnée dans 80 % des cas de constipation.

Bon nombre de produits laitiers sont incriminés : les fromages fermentés (gruyère : 500 mg de tyramine par kg), la fondue savoyarde, le camembert (20 mg), la levure de bière (1800 mg de tyramine), le chocolat + + +, le hareng mariné (3000 mg de tyramine), le gibier faisandé, certains légumes (haricots, fèves, choucroute), les boissons alcoolisées (Chianti : 25 mg; les vins cuits : 5 mg; le sauternes : 0,4 mg). La migraine tyraminique se guérit en écartant le coupable, bien sûr, mais si l'exclusion est impossible, certaines parades alimentaires peuvent être envisagées : la désensibilisation est toujours possible par la *Tyramine 9 CH*, mais on préférera l'efficacité globale de *Nux vomica* ou les désensibilisants spécifiques : *Antimonium crudum* (mauvais vins), *Bryonia*, *Petroleum* (les effets du chou), *Lycopodium*, *Natrum sulf.* (les farineux ou les féculents), *Arsenic album*, *Bryonia* (les fromages).

Le glutamate de sodium est responsable du « syndrome du restaurant chinois ». Ce produit est un releveur de goût. Une demi-heure après le début du repas, une céphalée temporale s'installe, accompagnée d'une brûlure thoracique. Mais les coupables ne se recrutent pas seulement au niveau de cette souriante gastronomie extrême-orientale. Dans les plats cuisinés, les sachets en poudre de la cuisine industrielle, il faut incriminer les sels de glutamate, qui sont des releveurs de « goût » trop bons pour être honnêtes. Les nitrites sont des conservateurs de couleur et de saveur dans la charcuterie; ils donnent une belle couleur rouge au produit, ainsi qu'une migraine au consommateur : *Nux vomica*, *Urtica urens* sont à associer dans ces réactions migraineuses accompagnées de démangeaisons. Il est d'ailleurs à remarquer qu'à partir d'un traitement homéopathique la sensibilité individuelle est rapidement affûtée ; les patients deviennent eux-mêmes de rapides détecteurs de produits douteux, savent écarter les aliments coupables et bénéficient parfois d'une réaction favorable : lorsque la poussée d'urticaire a tendance à se développer, elle épargne à la tête ses fâcheuses migraines. Cet effet centrifuge cutané, sans être pour autant une thérapeutique fondamentale, est bien compris par les patients...

Les boissons à base de caféine développent ou effacent la migraine (café, cola, thé, chocolat). De même, tout retard à l'absorption d'une tasse de café matinale, les variations de la glycémie aux aurores, le prolongement du temps passé au lit sont parmi les causes déclenchantes de la migraine du dimanche. La caféine active l'irrigation cérébrale mais allume la colère : *Chamomilla* est le remède de ces buveurs de café qui deviennent impulsifs, colériques, et avouent ne plus supporter leur entourage. Ils transpirent abondamment lorsque leur rage ne sait pas s'extérioriser. Par contre certains sujets, migraineux de longue date, anxieux, précautionneux, compulsifs, pointilleux et perfectionnistes seront améliorés par cette même tasse de café, qui ranime l'irrigation déficitaire cérébrale en même temps que leur trop pâle feu intérieur (*Arsenic album*).

L'alcool et le tabac sont responsables de céphalées par des mécanismes assez obscurs. Personne ne sait dire pourquoi on cède à la boisson, ce singulier remède au mal de vivre et aux misères de l'existence. L'alcool est responsable d'atteintes tissulaires graves mais les effets ne sont pas proportionnels à la quantité absorbée et les écarts sont étonnants ; on entre dans les cas particuliers toujours rattachés à la sensibilité individuelle.

Ignatia effacera ses migraines et sa tristesse avec un verre d'alcool. Par contre, *Antimonium crudum* (les vins acides), *Nux vomica* (les excès), *Oxalic acid*, *Ranonculus bulbosus* amortissent les méfaits du vin et préviennent la dégradation neurologique due à ces excès. La névralgie apparaît comme une mise en garde, le signe d'une intolérance, et ces deux derniers remèdes sont souvent utilisés avec succès dans les tentatives de désaccoutumance. Gelsemium espère retrouver de l'assurance par le vin... L'alcool lève provisoirement l'inhibition mais déclenche la migraine sans, hélas ! vaincre la timidité. Comme les tranquillisants apaisent l'anxiété et préparent des lendemains qui déchantent.

Un remède apparaît dans toute son actualité et s'apprête à faire carrière outre-Atlantique : *Lachesis*. Ce venin de serpent, expérimenté en Amérique par Hering au XIXe siècle, est un puissant vasodilatateur qui libère les instincts et réveille les terribles sentiments de méfiance, soupçon et jalousie. Le goût de l'action, l'autorité s'éveillent et s'animent au crépuscule devant les verres de boisson, suscitant les débats et la puissance du verbe proportionnelle au nombre de verres vidés !

Lachesis est peut-être le traitement idéal de l'allergie aux céréales du whisky, au houblon de la bière, aux raisins de la vigne. Le résultat n'en est pas moins l'échauffement, l'excitation, la véhémente prestation du noctambule enflammé mais suivis d'un réveil pâteux, avec langue épaisse et humeur hargneuse.

Hypoglycémie

Evoquée par les diététiciens, discutée par le corps médical, la relation entre la migraine et les mouvements du sucre dans le sang demeure d'une interprétation délicate. Les préjudices de l'hypoglycémie dans la vie quotidienne sont bien connus... Ce sont des céphalées intermittentes mais tenaces au réveil, des sensations de vide spectaculaires accompagnées de faim impérieuse, l'impression que le corps devient un véhicule à l'arrêt que l'on devra pousser vers la pompe la plus proche... Une tête douloureuse n'est parfois pas très éloignée du malaise hypoglycémique. C'est une sensation de tête vide, avec pâleur, transpiration excessive, vertiges, irritabilité, des difficultés d'écriture (graphisme rapetissé). Certaines crises sont volontiers déclenchées par un jeûne, la prise différée, ou l'omission d'un repas. *Lycopodium*, *Sulfur* sont familiers de ce type de malaise par retard à la prise d'aliments. Le responsable de cette faiblesse est le pancréas qui, par des sollicitations répétées d'insuline, alourdit sa fonction de transformation des sucres. C'est la dépense musculaire qui permet l'équilibre des hydrates de carbone. L'absence d'effort physique d'une vie trop sédentaire impose au pancréas des sécrétions trop répétées, génératrices de possibles malaises, et cet organe, continuant sur sa lancée, prolonge ses services en bouleversant les lois physiologiques de l'offre et de la demande. C'est d'ailleurs l'explication des grands problèmes métaboliques dans les pays industrialisés (États-Unis). Un nombre important de femmes se sont installées dans un embonpoint, une disgrâce physique que n'arrive plus à compenser la chasse aux calories. Les dégâts se sont introduits dans l'enfance à l'heure où l'usage des sucres est peu limité ; la réponse insulinique s'est installée pour une vie... Et plus tard, à l'âge adulte, en dépit de sévères restrictions, l'image du corps ne bouge plus...

Les stress de la vie courante viennent rappeler à l'adulte ces moments émotionnels de l'enfance, compensés par les sucreries. Les variations de la glycémie ne sont pas sous la seule dépendance alimentaire. Les émotions, les variations du magnésium à la période prémenstruelle font éclore d'irrésistibles désirs alimentaires (chocolat). La sécrétion d'insuline, véritable réponse conditionnée, intervient avec intensité, et entretient d'importants besoins de sucre. La solution alimentaire est ici la même que pour le diabète : il faut réduire la réponse insulinique, et surtout la consommation des sucres rapides (amidon, gâteaux, confiseries, sucres industriels), qui déclenchent des pics d'absorption élevés, suivis de réactions hypoglycémiques plus importantes, ce qui ne survient pas avec la consommation de sucre non raffiné (*cf.* schéma). Certains migraineux affichent une hypoglycémie qui trouve sa correction par la multiplication de petits repas. C'est le cas de *Sepia*, triste et désolée, qui préfère grignoter régulièrement plutôt que d'affronter un véritable repas. Il est vrai que cette femme à la sangle abdominale relâchée, à l'estomac mal soutenu aura une digestion laborieuse, des échanges ralentis et promènera un regard morne sur les choses heureuses de la vie. Les plaisirs du palais deviennent rapidement des malaises ou des interdits.

Phosphorus, sujet mince, est cependant toujours affecté de fringales. Sa migraine est précédée de la sensation de faim ; c'est le témoin de son équilibre précaire, rempli d'une certaine soif de vivre, d'un besoin de partager les affections et les émotions du monde. L'épuisement succède brutalement à l'enthousiasme. *Lypocodium*, lui, est esclave de l'horloge et des habitudes ; *Anacardium* voit sa migraine, son irritabilité fondre lorsqu'il passe à table, le mouvement des mandibules a un effet miraculeux sur la migraine et sur l'humeur. On comprend l'attitude prudente et avisée des mères de famille ou des épouses qui savent déjouer les tempéraments belliqueux, véritables foudres d'adrénaline, en les faisant promptement passer à table. *Sulfur*, l'homme au palais gourmand, regarde sa montre vers les 11 heures du matin ; une sensation de vide traduit cette hypoglycémie qu'il apaise en croquant quelque douceur ; son œil, ses pensées s'égaient déjà de l'heureux rendez-vous du repas de midi. *Petroleum* a toujours faim. L'appétit semble ne jamais s'interrompre chez le vieillard ou la femme enceinte ; le malaise apparaît sous forme de nausées que l'on calme en mangeant. Car la faim est ici le résultat des contractions exagérées de l'estomac, se prolongeant parfois dans une faim nocturne sans toutefois entraîner la moindre prise de poids.

Si la réalité hypoglycémique n'est pas discutable, c'est autour de son mécanisme que l'on s'interroge. Il s'agirait d'une anxiété d'anticipation, de réactions exagérées de vigilance qui déclenchent la sécrétion d'adrénaline et entraînent la glycémie dans des pics trop élevés de fonctionnement, ces fameux « hauts et bas », « creux et bosses » dont les individus sont familiers.

GLYCÉMIE

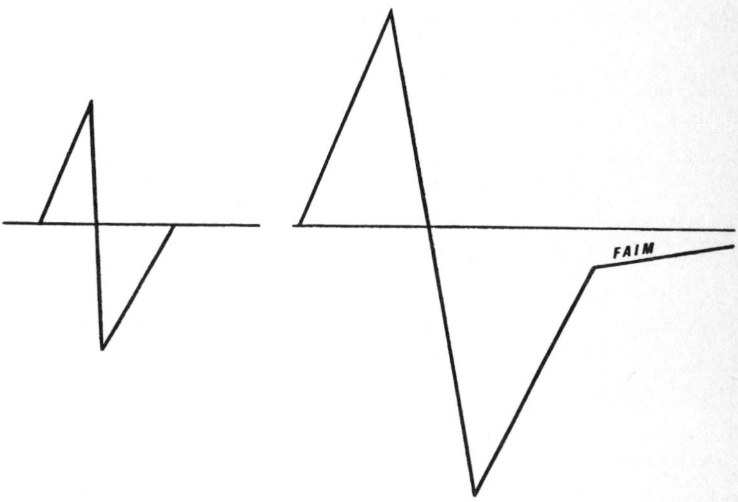

Réaction aux sucres naturels

Réaction aux sucres d'absorption rapide. Le retour à l'équilibre est plus tardif et entraîne la sensation de faim.

COMMENT RECONNAÎTRE
UNE MIGRAINE ALLERGIQUE

- Antécédents familiaux d'allergie.
- Recherche des aliments incriminés, lait et chocolat, céréales, viande de porc.
- La tyramine + +.
- Les glutamates, les nitrites.
- Le café.
- Les variations de la glycémie (à jeun, en sautant ou en différant les repas).
- L'influence de l'alcool et du tabac.

TENSION MUSCULAIRE ET SOUFFRANCES VERTÉBRALES

La science médicale a ses rigueurs, ses exigences d'observation, et elle devient circonspecte quand il s'agit d'apprécier ces souffrances vertébrales à point de départ occipital, si différentes de la douleur vasculaire. La raideur de la nuque peut signifier une atteinte arthrosique, mais elle est ce témoin majeur des tensions émotionnelles subies par un individu dans sa manière de vivre et d'affronter les épreuves. Le bon maintien de la tête, c'est l'affirmation de soi, l'audace, une ferme assurance dans la conduite de la vie ; incliner la tête c'est plier, céder, capituler (en latin *caput*, la tête), et la vie moderne est plus propice à la dépression et à l'effondrement de l'échine humaine qu'à de toniques affirmations de soi.

Au niveau de la tête, la localisation postérieure est entachée de gravité. C'est le syndrome d'Atlas : « Je porte le poids du monde. » Tout ce qui est antérieur, frontal, par contre, se voit et se combat plus aisément. Le trajet cervical postérieur entretient une notion de refuge ou de protestation existentielle. Passage étroit qui relie la centrale cérébrale au reste du corps, c'est un lieu très dense d'influx nerveux et le siège des tensions douloureuses, au point que la raideur de la nuque a pris le sens exclusif de tension psychique.

Bien entendu il faudra s'assurer de la mobilité du rachis, apprécier les limitations de mouvement, consulter les radiographies, constater les anomalies de courbure, cyphose, lordose, scoliose. Une douleur occipitale matinale a de fortes chances d'être arthrosique; de même une douleur qui survient toujours du même côté avec une irradiation lointaine vers l'orbite indique l'origine cervicale. Il faut savoir prendre en considération les attitudes professionnelles : les couturières, les horlogers, les dessinateurs, les observateurs au microscope, les dactylos ont de mauvaises postures statiques du cou, l'inclinaison soutenue dans une position professionnelle favorisant bien sûr les contractures en des points précis.

Il existe une importante enveloppe musculaire qui part de l'occiput pour se ramifier en éventail sur les épaules. Ce sont les muscles trapèzes, dépositaires de l'angoisse, voire du sentiment d'échec. Les racines sensitives postérieures (nerf occipital d'Arnold), les chaînes sympathiques voisines des axes vasculaires jouent un rôle plus discret.

L'hypertension artérielle peut aussi déterminer des céphalées occipitales. Il faut donc aborder cette région par une approche musculaire, mécanique, vasculaire, psychique ou nerveuse, pour déchiffrer le sens de la douleur et surtout, une fois de plus, ne pas hésiter à se délivrer de l'information locale pour entrer en dialogue avec l'individu tout entier.

Ce lieu de douleur qu'est le rachis cervical n'a d'ailleurs pas échappé à l'art de l'acupuncture. Des lignes très nombreuses appelées « méridiens » sillonnent cette région comme un vaste réseau réduit et condensé de lignes téléphoniques. Les résonances douloureuses y sont denses et les interventions thérapeutiques par les aiguilles sont bien apaisantes. En homéopathie, *Bryonia* et *Dulcamara* concernent les douleurs mécaniques musculaires ou articulaires du premier degré. Ils sont la clef du torticolis simple lorsque la douleur arrache des cris au malade au moindre mouvement de la tête.

Actae racemosa illustre les contractures féminines devant les tourments existentiels. Elles se détectent par une labilité psychique, une certaine versatilité, une humeur pessimiste, une verbalisation inquiète et excessive, tous signes trahissant le déséquilibre hormonal, qu'on appelle hyperfolliculinie.

Toutes les tensions de la condition féminine semblent converger vers cette région cervicale avec une majoration douloureuse à l'approche des règles. Les soins du masseur ou de l'ostéopathe sont parfois sans efficacité sur ces contractures qui sont l'écho de comportements crispés. On peut voir tour à tour ces tensions musculaires prendre le relais de problèmes psychiques, curieuse alternance de ces vécus humains où l'attitude défensive s'installe dans les muscles alors que l'angoisse s'apaise (somatisation).

Gelsemium est le chef de file du « syndrome d'Atlas », cette inhibition lourde de la peur de vivre, avec pour effet le relâchement des sphincters, la nécessité de baisser la tête lorsqu'il est impossible de répliquer aux coups du sort.

Staphysagria est le remède des visages qui s'assombrissent sous l'offense ou l'humiliation, ces maltraités de l'existence qui compensent le stress par un nombre excessif de cigarettes, avec pour seul bénéfice de ne pas prendre de poids... Les relations professionnelles pénibles, la contradiction entre un destin irréalisé et un quotidien mal assumé s'expriment dans une intense contracture des muscles du cou.

Certains sujets ont de fameuses réserves cachées d'angoisse qui s'expriment donc au niveau de la région cervicale. Mme G. M., sensible et délicate enseignante de lettres, accumule les plus impressionnants symptômes phobiques qu'un être puisse assumer : elle se fait accompagner chaque jour par transport particulier à son lieu de travail ; les espaces, les lieux clos, les tunnels, les grands magasins, les escaliers mécaniques déclenchent immanquablement chez elle l'angoisse latente de la mort, avec son habituel cortège de sueurs froides. Or aucun conflit avoué n'apparaît : entourée d'une affection familiale réelle et sans besoins matériels, elle fait une grande consommation de consultations médicales pour aboutir à l'inévitable diagnostic médical de spasmophilie. Cela s'exprime par une hantise de mort prochaine, mais l'examen ne montre qu'une imposante contracture des trapèzes. En l'interrogeant, on apprendra que les malaises sont aggravés en voiture, sauf lorsqu'elle est au volant. En avion, l'angoisse de mort devient insupportable dès qu'elle boucle la ceinture de sécurité : « Si je pouvais piloter l'avion, j'aurais moins peur ! » *Aconit* a guéri cette patiente assaillie d'angoisses inconscientes qui poussent à fuir de façon irraisonnée.

Lorsqu'on éclaire le patient sur le sens de ses peurs, ces intenses malentendus se dissipent, la clarté se fait autour de l'action ou de la décision ; les tensions cervicales et la spasmophilie s'apaisent. A cet égard, l'homme, par ses atermoiements, ses doutes obsessionnels semble en tirer moins de bénéfices. Il s'immobilise plutôt dans un orgueilleux égocentrisme. Lorsqu'il fléchit la tête vers le bas, il ne sait pas mesurer la faiblesse et la grandeur humaines. « L'homme est grand quand il a un genou à terre », disait Dostoïevski.

Silicea paie la rançon de ses faiblesses par d'importantes tensions occipitales. Manque de confiance en soi, complexe d'infériorité, perception de la vitalité faible qui exacerbe la sensibilité. L'insuffisance de la structure oblige l'esprit à une héroïque négation de la fatigue. La fragilité stimule la fierté mais la peur d'échouer l'emporte sur tout autre sentiment. C'est pourquoi la capitulation de *Silicea* se traduit dans l'existence par cette réplique douloureuse qui monte de la nuque vers le front, une hypersensibilité du cuir chevelu, une exaspération aux bruits, malaises que l'on calme par un écran de *chaleur* ; car le « refroidissement » est la mise en danger de ses propres défenses : c'est le réveil instantané des défaillances infligées par la vie ; ces structures fragiles mais passionnées présenteront des visages épuisés mais un regard toujours vif. Leur énergie de réaction n'est pas un don du ciel, c'est une conquête farouche et, lorsque le regard ne sait plus soutenir l'élévation vers le haut, vers les choses de l'esprit, ils ploient accablés sous le poids des luttes ou sombrent dans les incertitudes de leur enfance douloureuse.

CÉPHALÉES ET TRAUMATISMES CERVICAUX

L'impact physique, le « coup sur la tête », l'entorse vertébrale par choc traumatique sont d'authentiques manières de souffrir.

Dans 15 % des cas, la responsabilité d'un traumatisme crânien peut être évoquée. La douleur ne pose pas de problèmes diagnostiques sur-le-champ ; c'est la douleur tardive qui est l'objet de controverses : quelques mois, quelques années peuvent s'écouler, et les interrogations officielles ne manquent pas de se mettre en place lorsque le préjudice corporel éclate après de si longs délais. Les batailles d'experts sont toujours épineuses autour de la commotion cérébrale tardive, ce fameux « coup du lapin » que subit l'automobiliste percuté à l'arrière par un véhicule. L'examen de l'iris apporte des informations aussi signifiantes que les radiographies, souvent controversées. Ce genre de douleur peut se confondre avec le processus migraineux, mais elle est accompagnée de contractures et de limitation des mouvements du rachis cervical, avec crissement articulaire aux mouvements de rotation de la tête. La souffrance n'est pas toujours proportionnelle au traumatisme : des chocs insignifiants peuvent sournoisement transformer une discrète entorse en une tenace névralgie ! Le traumatisme est surtout l'occasion de décompensation brutale d'un équilibre psychologique précaire. L'être humain, mal épanoui de nos jours dans son travail et dans sa vie personnelle, trouve ici la circonstance favorable à l'émergence des sentiments dépressifs. La notion de préjudice, la crainte de l'avenir, les atermoiements et longueurs de l'expertise médicale viennent ainsi réactiver les vieilles blessures d'un psychisme mal assuré. Le « coincé » d'un moment devient un dépressif et ne sait plus se prendre en charge. Les fragilités antérieures, les tendances obsessionnelles vont hypertrophier la peur de vivre (la sinistrose). La gravité du choc traumatique et son pronostic ne devraient pas s'établir autour des seuls documents radiologiques. Nous avons évoqué cette zone délicate du rachis cervical qui est le lieu de passage d'innombrables réseaux d'informations nerveuses vers le corps. L'irritation de la moelle épinière est toujours possible, mais le seuil de sensibilité constitue une variante individuelle à prendre *toujours* en considération.

Natrum sulfuricum est le remède de la décompensation douloureuse de l'existence. On relèvera qu'à partir d'un traumatisme le sujet a commencé à se sentir alourdi du corps et de l'esprit. Ce sont des gens qui verbalisent mal leurs sensations et s'apesantissent sur leur douleur de façon obsessionnelle avec une langueur mélancolique accompagnée de larmes. Ils deviennent sensibles aux variations atmosphériques, s'attristent devant un ciel bas, sentent leur corps et leurs doigts gonfler en même temps qu'une inertie mentale s'installe devant les choses de la vie, comme si la condition humaine se trouvait chancelante, écrasée. L'individu qui ploie sous les chocs et décompense appelle le secours d'*Arnica*. Les doses d'*Arnica 9 CH*, tous les dix jours, renforceront les effets du choc initial et effaceront les traces de cette authentique contusion morale et physique. L'aide d'un ostéopathe ou d'un masseur doux peut modifier ces tensions musculaires et parvenir à un honorable compromis. Les pressions digitales trop fortement appuyées sur les contractures du cou ne sont pas toujours heureuses : on voit alors plus d'aggravation que de bénéfice. Les colonnes cervicales deviennent arthrosiques de plus en plus précocement, des arêtes, des becs articulaires effilés risquent de blesser plus douloureusement les reliefs musculaires et les innombrables filets sensitifs de cette région. Les exercices d'allongement, d'étirement, de rotation de la tête autour du cou, associés à des exercices de détente ou de respiration yoga (le « lâcher prise »), installent chez le patient un apaisant relâchement des tensions, et l'on assiste à la disparition de réelles sensations traumatiques.

COMMENT RECONNAÎTRE UNE CÉPHALÉE D'ORIGINE VERTÉBRALE

- Douleur présente du même côté à toutes les crises.
- Diagnostic porté par la radio.
- Mouvements actifs de la tête limités.
- Douleur souvent matinale.
- Douleur s'accompagnant d'irradiation lointaine vers l'orbite.
- Influence des facteurs atmosphériques.
- Douleur souvent aggravée par un massage appuyé.
- Existence d'une céphalée chronique continue.
- Apparition brusque ou récente d'une céphalée.
- Devant une céphalée persistante qui augmente progressivement d'intensité, la consultation médicale s'impose.

CÉPHALÉES ET ENVIRONNEMENT

Lorsqu'un foyer s'allume, sa faculté de s'étendre ou de se limiter dépend en partie des facteurs atmosphériques ou climatiques qui peuvent l'accompagner. D'authentiques céphalées résistent à des thérapeutiques ponctuelles, échouent parfois chez le psychiatre alors que l'enquête sur l'environnement n'a pas été bien menée et que la relation de l'homme avec son milieu est demeurée méconnue. Par temps humide, d'authentiques névralgies climatiques prennent le caractère de la migraine commune. Hippocrate jetait déjà dans son traité *Des airs, des eaux et des lieux* les bases de cette discipline : la météoropathologie, qui explique et dénoue les liens obscurs des malaises cérébraux en relation avec le temps. Qui ne connaît les coups de chaleur qui engendrent vertiges, hyperthermie et déshydratation brutale ? Les vents chauds ou les variations électriques de l'air augmentent la sensibilité nerveuse, déclenchent des palpitations, des migraines, jusqu'à la crise de goutte, l'angine de poitrine et le douloureux réveil des rhumatismes.

Notre corps possède des récepteurs thermo- et météororégulateurs qui nous protègent contre les oscillations de l'ambiance cosmique. Cette sensibilité se surajoute à celle, spécifique, de la vue, de l'ouïe, de l'odorat, du goût ou du toucher.

Face au migraineux, il faut savoir élargir le champ des investigations, et c'est en établissant son propre calendrier de migraines que l'on peut éclairer ce genre de situation. Les rayons cosmiques traversent l'atmosphère et modifient la physiologie cellulaire. Le temps est ce coupable auquel on ne pense pas assez, et le migraineux cet individu qui réagit différemment, cet hypersensible qui réagit plus vite que tous les autres : une réalité qui a bien du mal à convaincre les sceptiques de la barométrie.

L'homéopathie est une thérapeutique de désensibilisation vis-à-vis des facteurs d'environnement. Elle apporte son réarmement, sa protection à moindre risque, en corrigeant les seuils d'effraction.

En altitude, l'oxygène, plus rare, nécessite des efforts d'absorption, d'assimilation, le système sympathique va faciliter l'oxygénation en accélérant le rythme du cœur et de la respiration. Le cœur sollicité s'efforce de son côté d'injecter une plus grande quantité de globules rouges vers la périphérie (le chiffre peut passer de 5 millions à 8 millions). Ces modifications se mettent en place l'une après l'autre, sauf pour les sujets excitables, au cœur vif. Chez eux, les vaisseaux du cuir chevelu gonflent, les mouvements respiratoires s'accélèrent pour fixer l'oxygène et libérer le gaz carbonique, et ce déséquilibre allume les feux de la migraine. Les règles deviennent plus fréquentes en montagne. Les familiers de l'homéopathie savent comment désamorcer les malaises d'altitude. En prenant deux doses de *Coca 15 CH* à huit jours d'intervalle avant le départ, le malaise n'apparaît pas et l'insomnie fâcheuse des altitudes s'estompe. En montagne, le cœur s'excite et le mental s'agite. C'est l'angoisse des hauteurs, fréquente chez les spasmophiles (*Aconit*), pour qui la rencontre avec l'espace est une circonstance angoissante. L'authentique migraine des montagnes concerne *Spigelia*. Le système nerveux sensitif est exacerbé au niveau des muscles du cou ; la nuque devient raide, la tête et les globes oculaires paraissent avoir augmenté de volume et les troubles suivent curieusement la courbe solaire avec paroxysme à midi. Les élancements se succèdent dans la tête et les yeux, le cœur bat violemment, le corps ne trouve de repos qu'allongé, la tête haute.

Certains vents chauds ont mauvaise réputation : vent du Midi (vallée du Rhône), le föhn (Alpes centrales), le vent d'Autan (Midi-Pyrénées), le sirocco (Afrique du Nord), le santana (Californie du Sud), le ronda argentin. Ils rendent irritables l'esprit et le cœur, modifient le courant sanguin avec risque pour le cerveau (migraine ou accidents d'hypertension).

Et le cœur se met à hésiter, chancelle ou s'affole : *Arsenic iodatum* efface cette pénible oppression. Le vent échauffe les esprits, les rend belliqueux : c'est l'occasion pour *Chamomilla* et *Nux vomica* de devenir intolérants, impulsifs, et d'affirmer ne plus pouvoir supporter les autres ; *Ipeca* réduit les céphalées où la nausée est dominante. Ces patients qui connaissent des digestions difficiles voient l'hésitation gagner leur esprit. Ils semblent tout désirer en même temps sans savoir ce qu'ils veulent. C'est l'assaut désordonné des désirs, sans choix, sans aboutissement.

Le dieu Soleil est, pour la tête, la rencontre naturelle la plus redoutée, la plus appréhendée. Car l'ardeur de ce grand seigneur de l'atmosphère peut aussi parfois devenir agressivité. Qui n'a connu ses redoutables morsures sous forme de cloques ou d'urticaire? Cet œdème localisé aux téguments peut devenir une irritation cérébrale, une douloureuse tension temporale, cette lourdeur bien connue de la tête.

Le nombre de médicaments favorisant l'allergie solaire ne fait que croître. Les effets secondaires de certains médicaments ou de crèmes de protection à base d'antihistaminiques sont reconnus responsables de cette flambée cutanée due à l'irritation des capillaires. Toutefois les inconditionnels ne désarment pas car le plaisir des futures victimes l'emporte sur les inconvénients et les risques du soleil, et les conséquences peuvent être tardives. Mais l'humanité commence à redouter les effets de l'exposition solaire et se met prudemment à l'ombre. *Glonoin* est le remède par excellence de l'exposition au soleil ou à toute source de chaleur (spots lumineux). C'est une migraine battante, avec montée impressionnante de bouffées de chaleur et accablement mental ; la confusion s'installe dans la perception, dans la reconnaissance des lieux les plus familiers. Si le corps reste froid, la tête devient rouge et brûlante et le pouls dur, bondissant, tandis que l'anxiété et l'agitation se mettent en place. Le grondement vasculaire peut même être perçu sous forme de battement visible des carotides. Les personnes à peau blanche exposées aux dérèglements circulatoires ont de fortes migraines qui les abattent ou les font glisser dans la somnolence (*Pulsatilla* sera facilement en larmes, *Natrum carb.* facilement assoupie). Les gourmands impénitents, les surchargés digestifs paient au soleil leurs imprudences alimentaires. C'est le cas d'*Antimonium crudum*, de *Carbo vegetabilis*, qui se refusent à modifier leurs habitudes durant l'été et deviennent facilement congestifs. Le rouge gagne les joues après les repas avant d'alourdir le cerveau. *Lachesis* reçoit le soleil comme l'« allumeur » de l'ardeur cérébrale. Le flot généreux du sang va inonder le cerveau, exalter le psychisme, raviver quelques malveillantes pensées, les doutes, le soupçon. Si le matin l'énergie est en sommeil, le crépuscule voit se réveiller une nature débordante et musclée, au verbe déchaîné. Par contre, *Gelsemium* se ralentit : il se sent prostré, comme anéanti par les rayons solaires. Il titube sous l'effet du soleil, des grandes émotions, et il perd littéralement pied dans les grands espaces. Le sujet pusillanime est toujours accablé par les affections respiratoires et les maladies de toute sorte durant l'été ou lors des hivers trop cléments. Il est comme *Pulsatilla* victime des « redoux », ces moments climatiques favorables aux affections virales. *Natrum mur.*, maigre, vite déshydraté, aura une migraine martelante qui suivra la courbe solaire (plus marquée entre 10 et 15 heures). Son anéantissement intellectuel sous le soleil ne facilite pas sa médiocre communicabilité avec les autres... Car ces véritables amoureux de l'ombre, de la solitude, ces transis de l'affection, résistent mal à la chaleur ; leur vie est en effet une perpétuelle recherche de l'ombre comme s'ils avaient, en conscience, renoncé à une bienfaisante communication avec les autres. Les changements de temps, les variations de pression atmosphérique ou hygrométrique modifient la circulation capillaire, surtout chez les structures longilignes particulièrement vulnérables aux variations climatiques, brusquement envahies de peurs inexpliquées. Et l'agitation mentale suit les perturbations du ciel, impalpables influences, jamais quantifiées mais toujours présentes.

L'humidité aggrave le ralentissement idéatoire de certaines natures passives. Leur corps se dilate, les chevilles débordent des chaussures, les doigts gonflent, le cerveau s'alourdit d'idées sombres et la migraine les abasourdit (*Calcarea carb.*, *Natrum carb.*, *Nux moschata*). *Nux vomica*, *Hepar sulfur* auront des crises d'autorité, des répliques acerbes ou fulminantes par exposition au vent froid... et leur humeur devra être soigneusement évitée par les pacifistes !

Certains sujets frileux, pathétiques, semblent avoir, leur vie durant, opposé aux éléments la fragilité de leurs racines. La vie a été pour eux adaptation laborieuse et angoissée, chaque excès thermique remettant en cause un équilibre précaire : c'est le cas d'*Arsenic album*. Ce frileux précautionneux et angoissé de l'existence porte en filigrane cette grande peur de l'homme : la mort, présente dès ses premiers pas et qui sera, sa vie durant, une inquiétante compagne. L'angoisse l'escorte jusqu'à son lit et s'il se réveille d'1 à 3 heures du matin, il craint en secret ce fatal rendez-vous. Cette sensation de froid qui accompagne *Arsenic album* depuis la naissance est la perception anxieuse de la précarité de l'existence, du manque de chaleur vitale et la recherche pathétique de celle des autres. Les épaisseurs de laine assurent à peine la protection, mais la tête sera néanmoins brûlante. C'est le seul feu intérieur dans un univers transi par le froid. Cette carence d'adaptation thermique lui fera fuir le vent, le bord de mer, la pluie, les embruns, toutes circonstances redoutées qui remettent en cause son équilibre incertain.

La lune modifie l'environnement magnétique autour de la terre. Elle fait varier la pureté de l'atmosphère, le refroidissement de l'air, et ses influences sont proportionnelles à la succession des quartiers ; elles s'effacent puis reviennent au cours du mois en provoquant de capricieuses réactions (le lunatique). Les mouvements des marées provoquent chez les gens de mer des migraines aussi ponctuelles que mystérieuses. La lune accentue les fragilités constitutionnelles et rend précaire l'adaptation chez certains sujets apathiques dont le corps se charge lourdement d'humidité pendant la nuit (*Calcarea carb.*, *Graphites*). L'eau retenue dans le corps est un facteur de dépression. *Cyclamen* est réellement embrumée à la pleine lune ; elle alterne les migraines et les troubles visuels, et a du mal à tenir debout. *Silicea*, *Natrum mur.*, en précaire équilibre, voient leur assurance ou leur inquiétude de vie remises en question à la pleine lune. *Sepia*, *Lycopodium* et *Causticum* retrouvent à la nouvelle lune leur difficulté de vivre et leur mélancolie.

L'approche du bord de mer est pour certains source d'angoisse, d'anxiété respiratoire, de palpitations, de vertiges ou d'insomnies rebelles, et les amoureux des plages paient en septembre, sous forme de coryza muqueux, les imprégnations de l'atmosphère marine, auquel viennent se rajouter des maux de tête.

Phosphorus et *Rhododendron* sont d'authentiques représentants de la dégradation clinique due aux modifications de la charge électrique de l'air.

Le premier nourrit ses faiblesses d'impressionnantes frayeurs : celles de rester seul, de tomber malade, surtout au crépuscule. Il se tournera passionnément vers les autres et son altruisme signifiera le partage de ses angoisses avec eux. Chez ce sujet, ardent et inflammable, la migraine est un incendie vasculaire passager, écho de son univers émotionnel. L'agitation anxieuse ou la lenteur sont les deux pôles de cette expression enthousiaste ou totalement éteinte, régulièrement investie d'anxiété lorsque l'orage éclate.

Le jeune enfant *Phosphorus* est lui aussi sensible, comme certains animaux, à l'électricité atmosphérique. Il y répond par l'agitation, l'insomnie ou des cris incessants. Les cellules cérébrales semblent s'allumer d'un feu vif qui rend la tête sensible à la douleur, au bruit, à la lumière. En fait, ce même feu vient aussi allumer ses élans, lui fait partager les émotions des autres, lui inspire le don de soi. Son âme saigne au nom de tous, au risque d'y perdre son équilibre. Alors la vision perd de sa netteté, les objets paraissent s'embrumer et le cœur bondit à chaque émotion dans un thorax qui paraît trop étroit. On s'agite davantage encore, couché sur le côté gauche.

L'électricité positive de l'atmosphère augmente la sensibilité articulaire. *Rhododendron* voit son contentieux douloureux s'aggraver avant l'orage (névralgie de la face, douleurs des dents et des oreilles). La raideur cervicale, lombaire, est accentuée pendant la tempête et, brusquement, tout semble s'apaiser lorsque l'orage a éclaté. Le tiraillement douloureux a parcouru l'échine, gagnant le bas du corps jusqu'au talon et aux orteils, là où la goutte aurait tendance à se mettre en dépôt. Il faut bien dire que tous les maux, tendinite, douleurs à la tête, sont ponctués et accentués par les changements de temps.

L'ionisation de l'air peut être préjudiciable à la santé. Lorsque l'atmosphère est chargée en ions positifs, l'oxygène rare des villes a moins tendance à se fixer. Les microbes ou les virus deviennent alors plus agressifs. Le taux de sérotonine, qui contracte les vaisseaux et prépare le drame vasculaire, s'élève, et l'on voit les facultés intellectuelles s'émousser, le moral sombrer, et la migraine apparaître. Le mal est moins difficile à combattre car l'installation d'appareils générateurs d'ions négatifs, surtout dans les atmosphères climatisées, viendra au secours de ces migraineux asthéniques affligés de rhinites ou d'affections saisonnières récidivantes.

Si l'oxygène est la plus précieuse valeur d'entretien de nos tissus et de son appareil le plus fragile, le cerveau, les adversaires atmosphériques ne manquent pas : le temps nuageux à plafond bas, la dégradation atmosphérique des grandes villes par l'oxyde de carbone et polluants de toutes sortes. Ce n'est pas un tableau de fatale capitulation car la rencontre de l'homme avec l'agression du milieu est moins lourde de conséquences que le rendez-vous de l'homme avec lui-même.

COMMENT RECONNAÎTRE LA CÉPHALÉE NÉE DE L'ENVIRONNEMENT

- Penser à confronter sa douleur avec le calendrier.
- Savoir considérer la pression barométrique :
  - — l'altitude ;
  - — les vents ;
  - — la tension électrique de l'air.
- Les longilignes deviennent impressionnables et effrayés.
- Les asthéniques deviennent lents, les anémiques déprimés.
- Variations de l'état migraineux habituel suivant le lieu géographique.
- Les malades chroniques sont plus sensibles.

MIGRAINE PAR EXCITANTS SENSORIELS

Le monde extérieur peut déclencher à partir de stimuli visuels ou auditifs une excitation cérébrale et troubler la personnalité. Les organes des sens sont les sentinelles de notre cerveau. Ils transmettent les informations, mais une fatigue aux avant-postes n'assure plus la sécurité du territoire. C'est parfois le symptôme singulier, étrange, exprimé par le malade qui éclaircira l'horizon. L'œil est souvent concerné dans la migraine. Le plus spectaculaire symptôme est l'amputation du champ visuel ; il a pour sens la baisse du débit sanguin dans la partie occipitale du cerveau. Cette éclipse de la perception visuelle serait, pour les psychanalystes, une manière de soustraire du champ de conscience les conflits traumatisants. On sait qu'Œdipe a choisi de s'aveugler. Les vérités insoutenables troublent notre claire vision du monde, obnubilant notre regard sous la pression d'une angoisse coupable qui interdit de voir les situations difficiles : celles qui « crèveraient les yeux » de leur lourde évidence... L'angoisse ressentie interdit donc de voir les situations difficiles. On ne peut que souscrire à cette approche lorsqu'on connaît la fréquence de la perturbation visuelle chez l'enfant et l'adolescent. Les docteurs Selby et Lance (1960) rapportent que 47 % de leurs 6500 migraineux font état des stimulants visuels comme facteurs déclenchants de crises.

L'œil est l'organe du désir, tête et organes sexuels sont situés aux pôles opposés mais sont alimentés par une semblable exaltation. La puissance du désir et du refoulement peuvent s'exprimer par l'éclat du regard, un œil éteint ou une céphalée persistante... L'enfant longiligne, phosphorique, à l'œil brillant ou cerné, est le reflet de cette intense excitation qui métabolise en fantasmes puissants la marée montante de ses désirs.

L'identité se trouble, devient brumeuse. Le cerveau est gagné par l'excitation ou l'enthousiasme. Malheureusement les thérapeutiques chimiques de longue durée éteignent ces dispositions. Les ophtalmologistes viennent de découvrir une nouvelle maladie, le « syndrome de l'œil sec », où la sécheresse du globe oculaire et des autres muqueuses résulterait entre autres facteurs de l'abus des tranquillisants, situation regrettable pour les familiers de la libération lacrymale qui se voient amputés de cet exutoire spontané (on sait que les hormones de stress s'évacuent par les larmes). Les mouchoirs se vendent moins mais les « larmes artificielles » ont fait leur apparition sur le marché...

Les patients victimes de la congestion sensorielle bénéficieront d'abord de *Belladona*. La congestion vasculaire brutale exalte la perception lumineuse et auditive, l'œil devient brillant mais les objets se déforment, les lignes se chevauchent. Toute l'enveloppe crânienne semble participer à une intolérable excitabilité. On a du mal à se peigner comme si tout se mettait à résonner dans une tête brusquement élargie. Les bruits de la rue, des talons qui claquent deviendront des éperons plantés dans la tête. La fièvre se prolonge à la limite chez Belladona par le délire ou l'hallucination : la rage ou la fureur deviennent les authentiques témoins de cette exaltation sensorielle. Les opérés ont une hypersensibilité auditive et des migraines fréquentes. Ils se plaignent de ventre distendu, de fonctions digestives affaiblies ; ils somnolent un peu pendant le jour, transpirent facilement, redoutent les courants d'air. La nuit, ils redeviennent insomniaques, avec une grande agitation intellectuelle. C'est la migraine de faiblesse, d'« anémie cérébrale », qui s'exprime par une vigoureuse réaction d'alerte des organes des sens. Ainsi se trouve confirmé que le corps épuisé ne trouve plus de repos à travers ses oreilles ou antennes exacerbées (*China*).

Gelsemium est le dépressif, stupéfait, qui courbe son échine occipitale vers l'avant à l'image de sa peur des choses à entreprendre ou à réaliser. La lumière est nécessaire à ce titubant, mais elle alourdit sa congestion et son inertie, la moindre excitation le tient éveillé. Les paupières s'alourdissent comme un rideau qui se baisse lentement sur les choses de la vie. *Gelsemium* craint toujours que le tapis lui soit tiré de sous les pieds ! *Natrum mur.*, l'asthénique, fuit le moindre rayon de soleil sur la tête. Ses yeux brûlent et larmoient tandis que la migraine le harcèlera du lever au coucher du soleil dont l'ardeur est une blessure redoutée. Les longilignes ont la réputation d'être des natures ardentes, spontanées ; ils vivent de lumière, s'allument et brillent d'une flamme courte et éphémère car celle-ci ne tient pas toujours ses promesses. Cette excitabilité favorise la migraine et appelle le secours de toute source de fraîcheur (Phosphorus, Phosphoric acid). L'agitation de l'adolescence atteint, au XXe siècle, de singuliers niveaux. Le corps s'anime d'un irrésistible mouvement, pieds et mains semblent gagnés par la turbulence des gestes. On sursaute au moindre contact, on s'électrise à la moindre approche (*Tarantula hispanica*). C'est l'âge où les regards s'allument pour le sexe opposé, où les propos s'enflamment ; l'excitation atteint son paroxysme par le renfort des musiques *hard*. Les lumières vives, rouges, vertes, jaunes, fouettent les récepteurs sensoriels, et la multiplicité des téléviseurs couleurs n'est pas étrangère à cette exaltation, sanctionnée par des douleurs violentes et une singulière agitation.

Jacques avait chaque soir des maux de tête ; une incontrôlable nervosité gagnait ses membres inférieurs et s'atténuait singulièrement lorsque la télévision couleurs était remplacée par un récepteur noir et blanc. Dès l'enfance, sa mère avait remarqué des mouvements involontaires de la tête sur l'oreiller : elle roulait d'un côté à l'autre au moment de s'endormir, et son sommeil était parfois entrecoupé de violentes hallucinations. L'excitation par la télévision couleurs est une des causes de l'instabilité scolaire. Elle contribue parfois à alimenter la violence des comportements.

Si le bruit provoque une étonnante effraction, plus singulière est l'influence des odeurs. Celles-ci peuvent incommoder et allumer la céphalée chez *Ignatia* (incroyable intolérance au tabac), *Coffea*, *Lycopodium*, *Phosphorus*, qui ont des récepteurs olfactifs particulièrement aiguisés. Leurs sens et leur émotivité sont toujours en éveil.

Il est à remarquer qu'il existe un profil des sujets à hyperexcitabilité sensorielle. Dans leur comportement, on relève une vive sensibilité dorsale au moindre contact, la sensation d'un cœur toujours présent dans la cage thoracique, ou des douleurs dans cette région sans signe d'atteinte cardiaque, une anxiété qui se calme par l'agitation des mains et enfin l'impression que le temps passe trop vite. La précipitation s'installe jusque dans la vie amoureuse ; ils n'en retirent d'ailleurs aucune plénitude : ils sanctionnent leurs maladroites expériences sexuelles par des tiraillements et des contractures des muscles du cou. C'est la céphalée qui accompagne ou suit l'acte sexuel.

La timide *Pulsatilla*, facilement congestive, est partagée entre le désir, la pudeur et l'interdit. *Phosphorus*, sensoriel ardent, a vécu l'événement longtemps avant et se retrouve épuisé. *Calcarea carb.*, *Sepia*, *Silicea* négocient assez mal leur excitation sensorielle : c'est un acte qui remet en cause leur précaire équilibre. *Lycopodium* redoute toujours de ne pas être à la hauteur des circonstances : l'excitation mentale est inexorablement trop forte, il craint en secret la défaillance de ses instruments ! Il se sentira en fatal déclin dès le premier échec.

Il est par contre une agression sensorielle jamais assez dénoncée dans l'apparition de la migraine : c'est le traumatisme sonore !

L'écoute est cette fonction de guet ou de vigilance qui peut aboutir au dérèglement de l'individu. On parle à juste titre d'agression sonore lorsqu'une explosion, une mécanique à fréquence trop élevée entraînent une blessure permanente de l'oreille interne. Il est difficile d'évaluer quantitativement les dégâts du son ; cela va de la gêne, du simple désagrément jusqu'aux désordres de l'humeur et aux troubles nerveux.

La simple information peut devenir une redoutable effraction. Les *mass media* s'y emploient en diffusant chaque jour l'actualité de la violence et en alimentant la peur par les échos des attaques à main armée. La vie sensorielle de l'individu mobilise les instincts de défense primaires : l'attaque ou la fuite.

L'effraction auditive signifie la rupture des barrières de sécurité pour le cerveau, qui répond par la migraine à l'agression acoustique. C'est un redoutable ébranlement de l'écorce cérébrale et le nombre des malentendants ne fait que croître chez les adolescents du monde industriel porteurs de Walkmans et amateurs de décibels élevés.

Les fonctions d'investissement et d'attente anxieuse ne sont pas les mêmes pour tout le monde. Chaque individu n'aura pas le même seuil, la même capacité de recrutement au niveau des fibres conductrices, ne réceptionnera pas les messages douloureux de la même façon. Certains sont pourvus d'une confortable indifférence, d'autres sont continuellement aux aguets, avec des seuils très bas.

L'agression sonore influence la sécrétion hormonale, le psychisme, et rend aléatoire l'intervention du corps médical. On tente de secourir l'individu avec des tranquillisants qui rendent la vie plus douce sans supprimer les effets du traumatisme sonore.

L'homéopathie s'efforce d'adapter l'homme à la délicatesse du phénomène sensoriel sans causer d'aliénation ou d'accoutumance. *Coffea* (café) *9 CH* ou *15 CH* est un remède de désensibilisation auditive. On a déjà évoqué l'influence du café sur les terminaisons nerveuses, l'accélération de la transmission et de la réception cérébrales qui agitent et abaissent les seuils de la douleur. Le sujet devient hyperidéatif, s'installe dans la vigilance auditive et tactile, mais cette rapidité éphémère de l'intelligence et de la perception devient à la longue préjudiciable. On perçoit les bruits les plus légers, les plus lointains ; les idées se pressent en foule dans le cerveau. Si le travail intellectuel en tire un bénéfice passager, l'ouïe est excitée et toute douleur paraît plus vive. De spectaculaires résultats peuvent être obtenus avec l'utilisation de *Coffea 9 CH* dans l'agitation générale et l'insomnie. Mais le café, comme l'alcool, accroît la surexcitation nerveuse. Les mains se mettent à trembler en portant longtemps des objets. La tête semble devenir trop petite, comme par pression extérieure. On a l'impression d'un clou planté dans la partie latérale du cerveau. Bien entendu, les oreilles bourdonnent ; le travail intellectuel, les émotions viennent exacerber la douleur. La tête est constamment échauffée comme après une surprise agréable. Le café est l'agent le plus néfaste de l'excitation sensorielle. Les migraines de la ménopause sont souvent majorées de perceptions auditives (bouillonnement, ronflement de moteur, tintement de cloches, bruit de jets de vapeur, cascades). D'excellents résultats sont obtenus par ce subtil effet de cet excitant dilué, dynamisé, véritable agent de désensibilisation (*Coffea*).

Théridion pourrait être l'instrument homéopathique de demain qui neutralise l'effraction acoustique urbaine, occasionnée par le bruit des villes. C'est le remède des fâcheuses répercussions des cloisons minces et des constructions légères dans les HLM ou les grands ensembles par l'assaut du son. Les malaises apparaissent au moindre bruit et semblent pénétrer dans le corps et agacer les dents. Fermer les yeux accentuera le déséquilibre et les malaises tandis que vertiges, nausées et, bien entendu, la moindre secousse aggraveront la migraine. Cet assaut répété des perceptions favorise l'impulsivité et l'agitation. *Théridion* en 15 CH est l'antidote des traumatismes sonores (festivals de jazz, pop music), et le remède des instabilités de position chez tout sujet hypersensible au bruit.

Mme G. soignait une spasmophilie laborieusement équilibrée en quelques mois, lorsque son mari la conduisit au récital d'un des plus bruyants chanteurs de jazz parisiens. La catastrophe fut immédiate. La vie de famille se trouva désorganisée : le moindre bruit d'enfant se répercutait en orage sonore. Des doses de *Théridion* rétablirent la paix du ménage, bonne occasion pour proposer les bienfaits d'une homéopathie préventive à l'entrée des turbulents concerts...

Asarum perçoit tous les bruits amplifiés : le bruissement d'étoffe ou de papier, le bruit des pas sur le gravier, la présence d'un insecte ; la sensibilité est en éveil autour du moindre bruit et entretient les tendances à la fragilité émotionnelle. Par contre, la vision s'affaiblit et le champ du réel se rétrécit curieusement.

On a l'impression de flotter dans la vie, d'avoir les membres inférieurs trop légers, de manquer d'assise, et pour cela on essaie de se donner de l'assurance en prenant de l'alcool, ce qui est loin de rétablir la stabilité dans la vie. Ce remède a l'avantage d'atténuer le bruit et de réduire le penchant pour l'alcool. Il est, avec *Nux vomica*, la clef de secours bienfaisante des matins désastreux chez des gens qui ont trop consommé. C'est un remède fréquent des dépressions et des répulsions, surtout lorsque les somnifères sont en concurrence avec l'alcool, et qu'ils amplifient leurs effets néfastes sur l'intellect, la mémoire, la fuite des mots.

Cocculus a cette même sensation de tête vide avec prostration et hébétude. La coque du Levant est un bon antidote de l'épuisement du système nerveux, de la dégradation intellectuelle par les efforts cérébraux. L'esprit s'est ralenti, épuisé à la suite d'une longue période d'insomnie ou de soins consacrés aux proches. C'est le grand remède des situations de veille ou du surmenage prolongé, des spasmophiles qui appréhendent la station debout et ont des sensations vertigineuses analogues à un état d'ébriété. La tête est lourde surtout dans la partie occipitale, l'odeur des aliments incommode et les nausées augmentent au moindre déplacement du corps, surtout dans les transports. *Cocculus* concerne cette curieuse situation d'anxiété : le patient a ressenti, un jour, un malaise, une sensation de vertige, de syncope, une brusque lourdeur de la région cervicale qui lui a ôté tout sentiment de sécurité ; on est à la limite du tremblement, les mains perdent de leur précision au cours des repas en mangeant : c'est peut-être une dangereuse inauguration de l'usage sans fin des tranquillisants car la peur d'avoir peur s'est introduite.

La subtilité de l'agression sensorielle et sa relation avec la migraine obligent à élargir le débat. Aux invariables propositions d'ergotamine, il est possible d'apporter un autre type de réponse, de mieux spécifier les besoins en élargissant l'observation et la connaissance d'un homme pas simplement « anxieux » mais débordé par ses faiblesses. Cette désensibilisation à petites doses a le mérite de n'installer ni accoutumance ni dépendance. Face à ce besoin, l'homéopathie répond par un sage renforcement des défenses.

COMMENT RECONNAÎTRE LES MAUX DE TÊTE PAR EFFRACTION SENSORIELLE

- Le bruit, bien sûr !
- Vive sensibilité dorsale au moindre contact.
- Agitation cardiaque.
- Vive agitation des mains et des pieds.
- Sensation du temps qui passe trop vite.
- Pensées sexuelles intenses.

MIGRAINE ET FOYERS À DISTANCE

Les migraines ont le mauvais génie d'échapper parfois, dans leurs mécanismes, aux plus subtiles investigations humaines... Cela est naturel pour ceux qui acceptent de sortir des chemins de la biochimie et savent porter leur regard vers la singulière et unique réalité de l'homme, autour d'une cible qui échappe quand on la serre de trop près. Le meilleur inspecteur du quai des Orfèvres ne résout pas tous les dossiers. Sans exagérer la fréquence de certaines causes, il faut être à l'affût des moindres pistes, savoir élargir le débat, explorer certains recoins, ces détails inaperçus de l'enquête qui conduisent à de brillantes conclusions. C'est même parfois le symptôme singulier exprimé par le malade qui éclairera la démarche.

L'œil peut être la cause d'une migraine, d'abord par sa fonction, et le jeu des muscles de l'accommodation ensuite. La vision exige un parallélisme rigoureux, semblable au réglage des phares d'un véhicule. Un mauvais équilibre (déformation du globe oculaire, divergence ou convergence des globes oculaires) sera source de maux avec aggravation en fin de journée, après un temps prolongé d'effort visuel. L'avis de l'ophtalmologiste est souhaitable. Par contre, une douleur vive qui englobe le front et l'œil lui-même, le rendant dur au toucher avec rougeur de la conjonctive, nécessite d'urgence l'avis du spécialiste. Ce sont les indices du glaucome par mauvais écoulement de l'humeur aqueuse entraînant une élévation de la tension oculaire. La sécrétion de cette humeur semble être liée à la sensibilité du système neurovégétatif. Elle survient chez les personnes reconnues anxieuses, susceptibles, méticuleuses. Un œil très rouge, une pupille dilatée, une vision irisée de sources lumineuses sont les signes de ce glaucome, accompagné de douleurs qui projettent le globe oculaire vers l'avant ou au contraire le tirent vers l'arrière. Le glaucome est une urgence thérapeutique dans sa forme aiguë car la tension de l'œil est élevée, la pupille dilatée se bloque ; c'est l'accumulation de l'humeur acqueuse qui menace la vision. Lorsque l'œil paraît à l'abri d'une décision d'urgence, *Glonoin* et *Prunus* seront des remèdes très appréciés de la tension oculaire. Ils ravissent les malades et étonnent les spécialistes. *Phosphorus*, *Aurum*, *Gelsemium* stabilisent de façon durable la tension, et le sujet perdra ses sensations de flottement, de brouillard, de vertiges et de voile à la lecture.

De même, il faut savoir interroger les sinus et approcher deux faits précis en dehors de l'investigation radiographique qui ne sait pas toujours délivrer de bonnes appréciations sur la ventilation des citoyens des grandes villes : la céphalée peut s'accompagner d'une obstruction nasale, d'un écoulement de mucosités jaunâtres et d'une gêne respiratoire. Elle peut se compliquer d'une fragilité pulmonaire ou digestive (gastrite, diarrhée). Ce sont des patients fatigués qui absorbent des mucosités infectées et entretiennent à distance des affections digestives. Une fois ces préalables éclaircis, nous pouvons poursuivre l'enquête, mais on retiendra que la douleur se situe entre les deux yeux, à la racine du nez. On pourra explorer par pression digitale et rechercher les points sensibles de la face, au coin de l'orbite, à la racine du nez ou sur les pommettes. Il faut donc résolument se mettre à la recherche de ces foyers de suppuration subaiguë ou chronique qui empoisonnent la vie des citadins en quête d'oxygène, car dans la muqueuse nasale tout s'est épaissi, condensé, desséché en croûtes obstructives, l'air passe mal, le patient perd ses défenses contre le froid et la chaleur, et il s'est installé dans un état congestif de longue durée. Il ne saura plus défendre sa tête ! Mais l'intérêt de l'enquêteur se portera sur l'aggravation par temps humide (*Dulcamara*), temps très froid (*Kali bichromicum*) et surtout sur la chronicité, qui alimentent des maux de tête à partir de sinus infectés (*Arsenic album*, *Silicea*).

Le destin de certaines personnes est lié à leur capacité d'aération. Ce sont les « oxygénoïdes ». Maigres, vibrants, ils ne vivent, pensent et ne se défendent que par une seule monnaie d'échange : l'oxygène. Ils possèdent d'ailleurs la faculté de détecter, avant les autres, la pollution atmosphérique et sa dégradation électrique ou barométrique. Leur mental est en résonance directe avec la qualité de l'air ; ils connaîtront, grâce à ce précieux élément, tour à tour enthousiasme ou dépression passagère. Mal en atmosphère confinée, ils ne se sentent pas mieux à l'air frais, humide. Leur adaptation semble toujours précaire. Leur allié, l'oxygène, se refuse à franchir les canalisations étroites des cornets encombrés, et l'infection peut sournoisement se diriger vers d'autres conduits (la trompe d'Eustache, l'oreille externe et interne).

Lorsque les sinus ont été disculpés, il faut savoir mettre en cause les allergies de plus en plus fréquentes au niveau de la face commençant par un persistant œdème matinal de l'angle interne de l'œil, s'étendant ensuite aux deux paupières. On observera, en approfondissant l'enquête, une discrète réduction de la sécrétion urinaire puis, à l'occasion d'un rendez-vous chez le coiffeur ou de soins esthétiques, on découvrira le coupable : les enquêtes sur les substances en contact avec la peau mettront en évidence quelques responsables parmi les produits de beauté, fixateurs capillaires, colorants. La migraine est toujours présente car un œdème s'est installé sous la face et le cuir chevelu. Ces accidents ne sont pas faciles à dépister ; il faut savoir que les victimes ne sont pas terrassées sur-le-champ, les manifestations ne sont pas instantanées, c'est l'œdème persistant qui attire l'attention. Des intervenants comme *Apis* (l'abeille), *Bovista*, *Medusa* (la méduse) sont des recours thérapeutiques de l'œdème de la face qui s'aggrave souvent pendant la nuit. Le ralentissement veineux, l'oxygénation réduite, la chaleur nocturne encouragent cette rétention, sans oublier les interventions hormonales à la ménopause, les médications de longue durée qui sont responsables de ces fâcheuses situations de la femme. Les bonnes interventions infinitésimales s'efforcent d'effacer cette forme de migraine et son préjudice esthétique.

Foyers dentaires et articulation temporo-maxillaire

Les victimes de ce trouble très localisé aux dents ou à l'articulation temporale sont souvent des patients qui courent désespérément les cabinets médicaux en quête de diagnostics et de thérapeutiques. On commence seulement à identifier le problème ; les mises au point se succèdent et les résultats de cette actualité deviennent surprenants...

On a souvent dénoncé les excès thérapeutiques qui édentaient certains malheureux patients, victimes d'arthrite chronique ou de céphalées. Si l'on a affaire à une authentique névralgie du trijumeau, les extractions seront vaines pour le patient, sa douleur et... son portefeuille.

Le cortège des victimes dentaires s'allonge. Ce sont des patients atteints d'arthrite chronique, ou plus précisément de maladie parodontale, affection entraînant la destruction du ligament alvéolo-dentaire et de l'os alvéolaire, c'est-à-dire du support de la dent. D'autres patients affectés de caries auront subi des extractions multiples, remède expéditif pour la douleur mais compromettant pour une bonne fonction masticatrice. Certains se plaindront de douleurs maxillaire, crânienne, avec irradiation vers la gorge ou l'oreille. On parle de troubles francs de l'articulé dentaire lorsqu'on voit apparaître des tensions douloureuses, des bourdonnements, une gêne à l'ouverture de la mâchoire avec extension lointaine au cou, à la nuque, au dos.

Un spécialiste parisien, le docteur Wawerka, constate qu'un mauvais articulé dentaire entraîne des problèmes d'accommodation insolubles entre les arcades dentaires supérieure et inférieure. Ce déséquilibre maxillaire peut être dû à des malpositions, des travaux de dentisterie imparfaite qui ne reproduisent pas l'anatomie dentaire et créent des « cales » s'interposant entre les maxillaires supérieur et inférieur avec apparition de véritables dérapages de la mandibule qui ne peut plus s'harmoniser avec son antagoniste...

Les victimes de ce traumatisme permanent ne se plaignent pas de troubles objectifs ou conscients. Ils présentent des signes de fatigue musculaire, des spasmes ou des crampes, avec un cortège de douleurs s'irradiant au cou, à la nuque, au crâne. Au niveau biologique, on voit des modifications de l'apport en calcium, magnésium, potassium évoquant la sournoise spasmophilie. Seule la palpation des muscles pourra révéler leur état de tension, et l'observation des mouvements d'ouverture et de fermeture de la bouche mettra en évidence les déviations éventuelles de l'articulé dentaire. Le spécialiste pourra déterminer les muscles contracturés responsables de la déviation de l'articulation maxillaire ; il éliminera les obstacles aux justes contacts dentaires et fera disparaître l'aberration musculaire.

Par contre les foyers dentaires, les productions kystiques à la racine d'une dent deviennent une actualité pleine d'intérêt. Des tensions électriques très importantes peuvent être enregistrées dans la cavité buccale. En fonction de la sensibilité et de l'âge des patients, on peut observer certains symptômes : goût métallique, formation d'aphtes, brûlures de la langue et la fameuse céphalée. Les électrodes de test sur les différents plombages métalliques objectivent des tensions d'accumulation pouvant aller jusqu'à 400 millivolts, réalisant des phénomènes d'accumulation électrique et des perturbations au niveau de la tête. Lorsque ces faits seront bien connus, le voile se lèvera sur certains maux de tête inexpliqués à ce jour. Pour la science nouvelle appelée neuralthérapie et son agent, le laser, toute cicatrice peut devenir un champ perturbateur à distance. Toute localisation infectieuse enkystée avec vitesse de sédimentation légèrement perturbée peut entretenir une inflammation subaiguë capable d'alimenter un foyer migraineux. Ce peut être l'innocente cicatrice appendiculaire, la loge déshabitée des amygdales, une lésion gynécologique agissant à bas bruit et, essentiellement, des foyers dentaires. J'ai connu un malheureux patient accablé d'horribles maux de tête rebelles à toute thérapeutique y compris mes premiers soins, lorsque la découverte d'une petite suppuration me fit demander un examen dentaire complet. Il révéla, loin de la zone de suppuration (quatre dents plus loin) un foyer d'ostéite et deux minuscules kystes dentaires. L'élimination de ces foyers par l'odontostomatologie permit l'effacement complet des maux de tête. Toujours indiqué, *Silicea* est concerné dans les indications de suppurations traînantes des cavités osseuses de la face qui échappent parfois à l'opérateur le mieux averti.

La réduction de ces foyers d'ostéite, des granulomes dentaires et des kystes doit être confiée à l'homme de l'art. Mais, de nos jours, les opérations plus ou moins laborieuses de réduction kystique peuvent être transformées dans certains cas par l'application de rayon laser sur le foyer dentaire. Le rayon laser représente le plus étonnant cicatrisant et le plus inoffensif antibiotique de la cavité buccale et de ses conséquences.

La neuralthérapie, innovation thérapeutique pour les médecins, n'est malheureusement pas généralisée au niveau du corps médical. Ses bienfaits ne sont pas encore à la portée du grand public, mais lorsqu'un observateur impartial verra une sciatique s'améliorer par le traitement d'une insignifiante cicatrice, le devoir du médecin sera de dépasser ses propres préjugés, d'accepter la loi des faits, et l'on verra alors de miraculeux bienfaits.

Une malheureuse patiente espagnole, accablée de migraines et de douleurs qui couvraient autant de centimètres carrés qu'en pouvait héberger sa misérable surface corporelle, en est un bon exemple. Elle dirigeait vers le médecin l'appel au secours de son corps douloureux nullement soulagé par les plus modernes anti-inflammatoires. Ces cas affligent les thérapeutes car rien n'irrite plus que d'affronter ce qu'on ne comprend pas ou ne sait pas soigner. L'impuissance alourdit l'ignorance. En désespoir, je lui parlai de cicatrices, l'examinai sous tous les angles à la recherche de foyers anciens. Voyant mon air de chercheur déconfit, elle vint à mon secours dans un mauvais français : « *Tonsile*, Amygdale ! » Les amygdales avaient été extraites vingt ans auparavant. Sans trop d'espoir, je passai le laser sur la loge amygdalienne déshabitée : l'ensemble des douleurs s'effaça en quelques minutes...

Nous avons encore beaucoup à apprendre si l'on sait écarter les réticences scientifiques devant des faits, aujourd'hui sans explication, que la science éclairera demain.

COMMENT RECONNAÎTRE UNE CÉPHALÉE À FOYERS À DISTANCE

• Obstruction nasale. • Écoulement muqueux. • Variations climatiques. • Longues durées.	Sinus
• Œdème matinal à l'angle interne de l'œil. • Œdème chez le coiffeur. • Douleur unilatérale temporo-maxillaire.	Allergie
• Travaux dentaires entraînant des tensions musculaires. • Muscles contracturés aux mouvements d'ouverture et de fermeture de bouche.	Articulé dentaire

MIGRAINE ET TERRAIN

A partir d'une réalité biochimique indiscutable, la sérotonine, des controverses se sont installées autour du terrain migraineux, ce singulier héritage. Les interprétations, les variations de cet état n'interdisent pas l'existence de familles de migraineux authentiques qui viennent témoigner de la transmission de cette maladie. Certains vont même jusqu'à déconseiller d'envisager le mariage aux candidats affligés d'hérédité migraineuse... La femme joue dans ce scénario un rôle essentiel. Elle est la courroie de transmission de ce fâcheux capital et, comme pour le rhume des foins, l'asthme et certaines maladies cutanées, le risque est plus fort par ascendant féminin. Mais les plus solides recherches n'ont toujours pas permis de détecter un gène responsable ni son mode de transmission.

Certains ont essayé d'établir un portrait robot du migraineux en exploitant généreusement les statistiques. A travers un groupe étendu de patients, le jeu d'observation consiste à reconnaître la particularité physique ou mentale qui distinguerait la malheureuse victime : couleur des cheveux, particularité anatomique, dynamique du comportement. L'homme manifesterait des tendances agressives contre lui-même. On le présente comme scrupuleux, déprimé, perfectionniste, avec des risques d'ulcère d'estomac (il se « ronge »), des difficultés sexuelles (éjaculation précoce). Homme et femme seraient enfin affectés par le mal des transports et un malaise à la station debout prolongée (vagotonie).

Ce ne sont pas les attributs physiques qui doivent guider l'investigation. L'enquête doit plutôt se porter vers la recherche personnalisée des moyens de défense, la manière propre à chacun de réagir au monde. Les vérités connues sont loin de faire la lumière sur ce qu'on interroge, lorsqu'on sait que dans une cellule existe 1,70 mètre de ruban ADN, porteur de la mémoire du passé depuis l'origine de l'humanité et vierge encore des éléments du futur. Si on mettait bout à bout les centimètres d'ADN contenus dans chacune des 600 milliards de cellules de notre corps, on obtiendrait une distance six cents fois supérieure à celle de la terre au soleil[1].

La prédisposition à la migraine est inscrite dans le sceau génétique. L'analogie peut s'établir avec le sujet allergique : celui qui fera tour à tour crise d'asthme, urticaire, eczéma, coryza spasmodique, conjonctivite saisonnière, allergie aux piqûres d'insectes, poussées hypertensives, crise arthrosique appartient à ce fonds commun de symptômes où la migraine apparaît à l'arrière-plan.

Le jeu hormonal intervient avec l'influence subtile de la thyroïde. L'ovaire et l'hypophyse, qui règlent les mouvements de l'eau, encouragent la prise de poids et règlent l'humeur. On met en cause les éléments minéraux de la cellule (calcium, phosphore, magnésium) dont le précieux équilibre est rompu au cours de la spasmophilie, où la fatigue au réveil est impressionnante et les « coups de pompe » spectaculaires ; turbulente maladie existentielle où l'angoisse se conjugue aux altérations de notre système sympathique[2].

Les discordances sont nombreuses lorsque aux pièces du puzzle on en ajoute une qui est de taille : le terrain psychique propre au migraineux.

Le compromis de synthèse autour de ce sujet en mauvais

1. Pr Étienne Guillé, *L'Alchimie de la vie*, Éd. du Rocher.
2. Henri Rubinstein, *Êtes-vous spasmophile ?*, Éd. Laffont.

équilibre, au seuil de tolérance très bas, prendra l'appellation de terrain neurovégétatif. Si la migraine est un déclic vasomoteur face aux stress subis, il est toutefois difficile d'expliquer sa manifestation retardée et sa survenue sans cause apparente.

Pour l'homéopathe, chaque malade est un problème à résoudre. La difficulté peut être grande d'élaborer la charte d'une maladie à travers des facteurs constitutifs dominés par un monde psychique fait de mouvances et de complexité. Le malade veut faire entendre des messages toujours particuliers. La migraine survient-elle avant les règles ? C'est un symptôme banal. Lâcher les objets que l'on tient à ce moment-là, avoir peur d'un tunnel, d'un cercueil ou des orages, faire des rêves singuliers : voilà un complément tout personnel qui « habillera » la migraine différemment et fera porter sur elle un autre regard. L'homme est un être vivant, pensant, souffrant, et, derrière les causes, il faut analyser le vécu, les comportements, ces variations du mal à partir d'un milieu qui le modifie et entraîne de subtiles atteintes à sa liberté.

Dans le monde mental, les troubles de la conscience prennent une importance considérable. 80 % des maladies sont devenues chroniques et la connaissance biochimique ne suffit plus à éclairer la totalité de la plainte. Si la maladie est le discours de l'homme en défense vis-à-vis d'un agent agresseur, il convient d'en approcher le parcours prévisible et d'admettre les points faibles propres à chaque individu.

On a longtemps considéré, avec Pasteur et Claude Bernard, que la maladie était une « panne », que le corps était victime des agressions venues du dehors (les microbes) et que l'usure s'accentuait avec la dégénérescence des tissus aggravée par de fâcheux comportements individuels. Plus tard, avec l'immunologie et la génétique, la maladie est apparue comme une erreur de codage, une combinaison rare et malheureuse de facteurs génétiques. C'est ainsi que l'on connaît les malformations du mongolien (par trisomies), les maladies métaboliques (goutte héréditaire), les déficits héréditaires en monoamine-oxydase qui expliqueraient la fragilité constitutionnelle et les tendances à la dépression, la polyarthrite chronique évolutive et la fréquence des polypes rectaux dans certaines lignées familiales. On s'éloigne de plus en plus de ce que serait l'hérédité, la fatalité des erreurs accumulées par nos ascendants (les fameuses « tares ») pour s'orienter vers les aberrations génétiques, ces combinaisons du hasard qui éclateraient brusquement.

La vie semble donc d'une part marquée par l'hérédité programmée en risques et maladies potentiels, et d'autre part l'individu se charge de compléter par les erreurs de son parcours sa condition pathologique. Ainsi, il participe à l'histoire de sa maladie, prend sa part dans les écritures du vivant.

Chacun a son métabolisme propre, par quoi il transforme, élimine ou se surcharge. Certains, à l'appétit sans limites, restent toujours sveltes malgré les calories absorbées. D'autres se privent héroïquement et les voilà qui prennent deux kilos à l'annonce d'une triste nouvelle. Le corps héberge d'obscures horloges biologiques qui règlent le jeu de nos échanges.

L'absorption ou le rejet semblent commandés par de mystérieux rythmes biologiques qui concernent la cellule végétale ou animale. La stimulation du milieu, les messages du psychisme conscient ou inconscient modifient la physiologie, cette sagesse du corps que la chimie n'appréhende qu'en partie.

On peut tenter de décrire la céphalée à partir d'un certain nombre de modèles sensibles comportementaux avec leurs lignes de force, leur profil ouvert à certaines possibilités biologiques ou psychiques qui s'éclaireraient réciproquement.

Le modèle congestif actif : l'être humain pourrait se comparer à un arbre se ramifiant en puissantes terminaisons vasculaires. Les cellules cérébrales y puiseraient leur substance, leur énergie. Un débit fort ou faible causerait une céphalée par excès ou par anémie. Le premier (Sulfur) est une solide mécanique physique. Homme d'instinct et d'action, il capte et absorbe la vie avec générosité. Sa rougeur, sa rondeur en témoignent, comme son optimisme s'appuyant sur une forte autorité. C'est un extériorisé aux instincts exigeants qui l'orientent vers la vie concrète et les plaisirs de l'existence. Il transforme tout avec ardeur et sa vitalité étonne. Rien ne semble freiner sa santé ou son appétit. Quelques acidités digestives, une constipation de sédentaire, des varices, une surcharge hémorroïdaire, une colique néphrétique, quelques crises de goutte l'immobilisent certes de temps en temps, mais il a entendu dire que c'était là un label de longévité...

Des transpirations deviennent abondantes au lit, un prurit généreux s'installe sur l'épiderme : la sève semble monter en tout sens et déposer à même la peau les scories de sa gourmandise ! La chaleur rayonne de toutes parts, les pieds cherchent impérativement le frais dans le lit : voilà un organisme à faire bien des envieux ! La colère sera pour lui, comme pour *Nux vomica*, *Chamomilla*, *Colocynthis*, une montée de chaleur étonnante de violence. C'est la fameuse colère rouge des vasculaires. Il semble indifférent à tous les conseils de sa famille ou du médecin qui le mettent en garde contre ces décharges d'adrénaline responsables de poussées d'hypertension, de palpitations, de menaces pour son cœur. Les conseils de modération sur le tabac, les alcools, les aliments gras seront peu respectés. Il écoute complaisamment le médecin et remet à plus tard l'application des ordonnances. Bref, une belle nature, épanouie, optimiste et socialement rayonnante.

Ici, la céphalée de Sulfur est le résultat d'une vasodilatation trop généreuse, d'un courant sanguin qui déborde de son lit dans ses ultimes ramifications veineuses. La migraine aura une latéralité gauche, et l'ensemble des troubles (prurit, douleurs d'épaule, enflure articulaire, douleurs de hanche, crises de goutte) sera localisé également à gauche, comme si le débordement vasculaire veineux se mettait à choisir son camp. La migraine peut se déclencher à l'occasion d'efforts pour soulever des poids, être amorcée par des quintes de toux ou des mouvements de flexion vers l'avant. Elle est surtout marquée le matin en raison de la congestion veineuse favorisée par le repos nocturne.

Le modèle métabolique lymphatique asthénique. : voilà un sujet également lourd, aux gestes mesurés et réguliers, calme et pacifique, amoureux de l'ordre et d'une existence sans heurts. Mais ce conservateur est un grand frileux et la migraine congestive se déclenchera à toute offensive du froid sur n'importe quel point opposé à la tête. Mains et pieds seront froids et resteront glacés toute la nuit. Le sujet paraît faible, sans énergie, comme embarrassé par son propre corps. Il est anxieux, craintif et semble voir tout en noir. La nouveauté l'effraie ; sa lourdeur le rend pessimiste, scrupuleux ; toute initiative nouvelle le remplit d'effroi. Il se sentira vite accablé par ses erreurs ou pertes de mémoire. Pour lui, l'anxiété se traduit par la sensation de ne pas savoir faire face, de s'enfoncer dans la lenteur, la peur de perdre le contrôle ou la raison. Les reparties rapides lui font défaut. Calcarea carbonica transpirera abondamment de la tête, mais, contrairement à Sulfur, il cherchera les applications chaudes pour être soulagé de la migraine. Il aura l'impression de se réveiller le matin avec une tête bouffie, pâle, inondée de sueurs. Les fonctions d'assimilation ont toujours été laborieuses, et un embonpoint de solide conservateur fera de ce patient un sujet toujours ralenti, à contentieux veineux ou lymphatique important ; et le mental sera assailli par l'obsession des détails et des choses sans importance.

Le tissu nerveux souffrira donc ici des irrégularités circulatoires, d'un sang épais et de poussées congestives chaque fois qu'on se refroidit des extrémités ; la migraine apparaît alors comme dans une chaudière à mauvais tirage.

Le modèle nerveux à hypersensibilité sensorielle : Phosphorus. C'est un sujet longiligne, mince, élégant d'allure, enthousiaste mais facilement fatigable. Il manque de stabilité, un jour il se sent ardent, un jour dépressif ; sa vie consciente et inconsciente est en perpétuelle recherche d'équilibre, sa vive sensibilité est une porte ouverte à l'imaginaire, aux fantasmes, aux peurs de toute nature (peur de la nuit, des orages, peur de rester seul). Si l'identité peut être créatrice, orientée vers les choses de l'esprit, cette flamme brillante et éphémère ne sait pas conclure. C'est un anxieux, instable, vite épuisé par le travail intellectuel. Inquiet de son image et de la dégradation du corps, il sera tourmenté, difficile à vivre et à comprendre. Ses besoins affectifs le laissent toujours insatisfait. Ses colères, ses désespoirs seront passagers comme un ciel variable. Cet être, fait de sensibilité et de chaleur, est une flamme fragile. L'esprit est envahi par de vives représentations mentales, des pensées symboliques ou érotiques. Ses instincts le porteront aux extrêmes : boulimique ou anorexique, il ne connaîtra jamais le juste milieu. Il a besoin de fuir les espaces confinés mais, fragile, il résiste mal au froid de l'extérieur. Ce champion de l'enthousiasme éphémère deviendra la proie de la névrose d'angoisse ou phobique. Il s'abandonnera à la rêverie ou à l'imaginaire comme coincé entre ciel et terre. Ce sujet se plie mal aux règles de la société, s'enfonce dans la marginalité et résiste mal à la tentation de la drogue. Il faudra le rechercher tour à tour dans les hauteurs ou sous les décombres.

Ici, la migraine est celle du nerveux, où la poussée vasculaire hypertrophie le sensoriel, gonfle l'idéation et fait pencher l'esprit vers une mauvaise appréciation du réel et une certaine angoisse. La cellule nerveuse répond par une brûlante effervescence, le métabolisme s'élève, la faim apparaît. On recherchera le frais, les aliments, les boissons fraîches. Le cuir chevelu sera douloureux et sensible, comme si ce feu éphémère dilatait les vaisseaux méningés, allumait toutes les bougies cérébrales, éclairant le monde imaginaire d'une brève lueur, exaltante ou hallucinatoire. C'est souvent la situation du sujet hypotendu où la migraine apparaît comme une rupture d'équilibre, une manifestation de faiblesse. Une vive chaleur s'est installée dans la tête, où l'énergie s'est concentrée, abandonnant le reste au froid et à la fragilité.

Le modèle neurasthénique obsessionnel : Thuya. C'est le

sujet lourd, qui s'enfonce dans une image défaillante de son corps et de son esprit. « Il grossit tout. » Il s'épaissit parce que sa fragilité émotionnelle augmente sa sécrétion insulinique et ses besoins de sucre. Mais il sera habité surtout par une idée fixe : tout tourne autour de lui-même (nombrilisme) ; il sera agité pour des vétilles. Son inquiétude se porte sur son corps, que l'on croit fragile et exposé à toutes les maladies, et d'abord au cancer. L'appréhension couvre le corps de sueurs. Cette angoissante rencontre avec lui-même investit l'esprit de pensées inquiètes et de visions pessimistes, et coupe la communication avec les autres. Voilà la conscience morale partagée entre le bien et le mal, les conflits refoulés de l'enfance qui s'installent en inquiétude physique et obsession morale. Ce tourmenté exclusif de son corps se conduira de manière précipitée dans la vie et donnera l'impression d'être fâché avec l'horloge. Le temps lui paraît toujours trop court, le besoin de s'occuper masque la dépression ; et les minutes seront fiévreusement investies dans des actions inefficaces ou stériles. Ses tissus seront épais et moites. Sur une peau grasse et malsaine, on observera des verrues, des kystes, des taches rubis. Impressionnable, vite en larmes, la musique le fait pleurer. On dit de lui qu'il se fait des montagnes d'un rien. Thuya est le champion de l'inquiétude et de la vision pessimiste.

Ici, la céphalée traduit les thèmes obsessionnels d'une personnalité fragile, mal structurée, à forte dépendance affective (la mère), centrée autour de l'échec et de la punition. C'est une céphalée de rétention, avec culpabilisation et autodépréciation se nourrissant des nombreux actes manqués de l'existence. Il reste toujours prisonnier de lui-même. C'est l'hypocondriaque où l'anxiété s'investit de façon tyrannique dans l'image du corps, sans espoir d'évolution !

Le modèle instable agressif (les fluoriques). Ici, une personnalité de combat exprime son identité dans une impressionnante relation de force. L'intelligence est brillante, spéculative, mais peu en harmonie avec la sagesse du cœur. Le plaisir n'est jamais pur. Il a reçu en profondeur les empreintes tourmentées de la cruauté ou de la perversion. L'esprit s'enflamme, se dévore un peu, la communication est large mais elle détruit les autres. C'est le cas de l'enfant doué, transformant les sympathies d'un jour en hostilités inattendues, celui de l'adolescent vite introduit dans la rébellion, le délit, la vie en bande, la fugue. La flamme est intense, mais instable et éphémère. Le sujet aime gagner mais il abandonne vite, par immaturité affective, le fruit de ses conquêtes. Il ne vit que par besoin de renouvellement et provocation. Dès que la victoire semble assurée, il songe déjà à changer de route. Le voilà socialement instable, manifestant un certain opportunisme, un activisme débordant, mais l'excitant n'est qu'extérieur, ses tendances profondes le portant plus à la méfiance et au mépris des autres. Versatilité, besoin de changement, goût du paradoxe et de l'inédit, telle est la charpente de cet être tourmenté qui transforme la logique en circonstance d'affrontement.

La personnalité sera alternante à allure bipolaire. Le matin, on se sent envahi par la dépression, le soir c'est l'excitation qui porte vers l'action, le verbe généreux ou le verre d'alcool. Ce sont des sujets qui passent rapidement d'un bord à l'autre, de l'enthousiasme à l'angoisse absolue, de l'ardeur du moment à la peur panique des microbes, de la mort. Les maux de tête se déclenchent pendant la nuit, après la turbulente excitation cérébrale. On ne supporte plus la constriction des cols ni la moindre contrainte à la surface du corps, au toucher. Les résonances vasculaires au cours de la migraine auront pour effet de réveiller les échos du psychisme, d'allumer la jalousie, la méfiance, l'intervention agressive. L'alcoolisme risque d'apporter sa note dangereuse d'exaltation et de démesure en favorisant la puissance chez les faibles et l'acharnement chez les forts.

La migraine d'Aurum est un modèle de l'horizon rigide de l'hypertendu. Ce chaleureux organisme de lutte ne conquiert plus, il se refroidit lentement. Mais les artères ont perdu de leur élasticité, les vaisseaux dilatés ne favorisent plus le repos nocturne, le sommeil est interrompu à heures fixes. C'est l'occasion des rendez-vous avec soi-même, du bilan des échecs, de ces fulmineux désespoirs qui rejettent tyranniquement affection et amitiés, ponctués de violentes colères au moindre obstacle, à la moindre contradiction. Au bout du chemin, les pensées noires de fin de vie, ces idées suicidaires dans une vie sans fantasmes, investie dans la conquête matérielle, et somme toute sans chaleur affective... Les besoins matériels sont couverts, pourquoi poursuivre l'existence ?

Ici, la migraine congestive s'accompagne de rougeurs, de bouffées de chaleur, surtout à la ménopause où les malaises ne sont pas simplifiés par le déséquilibre hormonal. Encore une chaudière mal réglée, qui « tire » mal, se refroidit difficilement, et le psychisme se met à sombrer dans l'autoritarisme et le désespoir.

MIGRAINE ET PSYCHISME : LA MÉDECINE DE LA PERSONNE

Les causes déclenchantes semblent se multiplier et s'élargir, au point que souvent on exige du médecin observateur les talents d'un subtil enquêteur ou d'un fin limier. Mais on se sent limité dans ce champ d'exploration tant l'inédit, l'inconnu dépassent en ampleur les vérités perçues. Si la prescription d'ergotamine est bienfaisante pour tout le monde, les interrogations demeurent et l'homme persiste dans sa quête. Le migraineux sollicite qu'on se penche sur son problème avec la même ardeur que les enquêtes de la science. Lorsque la revendication épuise les deux parties, on fait intervenir l'origine personnelle, subjective, psychique, qui frapperait 52 % d'une population, selon le Pr Nick. La sérotonine n'est plus d'aucun secours, il faut renoncer à ce merveilleux facteur biochimique pour s'élever vers d'autres débats : la rencontre de l'homme avec lui-même, lorsque apparaît derrière sa propre façade la perception de l'inachevé.

Sociologues, psychologues, statisticiens essaient de définir le profil du migraineux : il possède une intelligence au-dessus de la moyenne, en contradiction avec des conflits inavoués. Il mettrait autant d'application à refouler les problèmes de son moi qu'à réussir sa vie professionnelle. On peut être contrarié sans faire forcément une migraine, mais lorsque le psychisme est profondément blessé, la migraine fait feu de tout bois. On peut faire des migraines par sympathie ou par identification, telle cette jeune fille qui a soigné longtemps son père migraineux pour raison organique (insuffisance rénale et taux élevé d'urée), et qui, après la mort de celui-ci, a à son tour des migraines « comme son père » : travail de deuil et d'identification à la personne aimée et disparue. La migraine peut apparaître de façon imprécise, mal localisée chez le jeune enfant surprotégé d'une famille de migraineux. Elle traduit sa difficulté à communiquer et sa propre appréhension devant la société.

Les malentendus enfouis dans l'inconscient éclateraient en protestation migraineuse, mécanisme consenti de défense, préférable à un état dépressif franc, politique de l'autruche où le retranchement dans la coquille devient prison. La migraine n'est pas un hasard psychologique, elle est le résultat d'une rétention émotionnelle des énergies avec pour effet le retour contre soi de l'agressivité. On a décrit le migraineux comme un sujet ordonné, méticuleux, hyper-anxieux. Il s'étourdit dans l'activité durant la semaine, et le repos du dimanche le remet face à son anxiété naturelle et ses propres interdits. Le congé ne lui est pas plus favorable que l'approche du lundi... « Chassez le naturel, il revient au galop. »

Les grands noms de la migraine (Wolf, Sacks) ont observé le territoire de ce personnage et les symptômes de son contentieux. Cliniquement, ce n'est plus la douleur unilatérale périodique et « pulsatile » avec intolérance à la lumière, vomissements et nausées, avec effacement total des symptômes et récupération des facultés mentales en fin de crise, où le malade libéré reprend le cours normal de ses activités... Ici, la possession est plus tenace. Ce n'est pas une véritable douleur, c'est une tension agaçante, sourde, qui ne s'estompe pas, de siège souvent postérieur (le syndrome d'Atlas, par référence au géant mythologique qui portait le globe terrestre sur ses épaules). Elle peut être permanente dans la journée, sans horaire précis, et durer plusieurs jours de la semaine. C'est une plainte tenace et de longue durée, toujours identique, remontant à des mois et des années. Elle affecte souvent les tempes (en casque) et un endroit curieux, le vertex, point le plus élevé de la voûte crânienne, pôle symbolique des sommets jamais atteints, des redressements impossibles.

Mlle L., 52 ans, a toujours éprouvé une douloureuse tension qu'elle manifeste à travers un visage étonnamment jeune, un débit verbal mesuré, sans signe apparent d'inhibition douloureuse ou d'angoisse, une allure d'aimable adolescente. Elle a gravi régulièrement les échelons professionnels dans une compagnie pétrolière et, à l'âge de la ménopause, la fissure s'est produite. Le déficit hormonal, associé à une promotion professionnelle de haut niveau, et voilà le personnage désemparé, en pleine régression intellectuelle et psychique. L'approche d'un psychanalyste apporte des clartés à ses incontestables frustrations de célibataire adolescente. Elle vit mieux, mais toujours avec une migraine du vertex que nous abordons par l'investigation homéopathique. Sans doute la migraine a-t-elle été ce pathétique droit à la défense, la mobilisation héroïque face à un ennemi qu'elle ne s'était jamais avoué, la dépression, face à une réalité jamais acceptée, celle de la vie trahie, évitée, manquée. Il est difficile d'accepter ses échecs et d'aller contre.

On pouvait penser à *Ignatia*, remède de premier degré des migraines par contrariété, des larmes jamais versées au moment opportun, ou bien à *Ranonculus bulbosus*, remède de la défaillance des muscles porteurs de la nuque exposés au froid et à l'arthrose. *Actea racemosa* pouvait être évoqué à l'occasion de ces conflits psychiques camouflés en contractures musculaires (on somatise ses échecs à partir du déséquilibre hormonal, hyperfolliculinie, spasmophilie). *Staphysagria* était indiqué par l'authenticité d'une frustration sexuelle et de difficiles relations sociales.

La réalité est toujours plus complexe. Son remède personnalisé était *Silicea*, rempart des épuisés de la vie face aux conflits non exprimés, à l'orgueil enfoui dans le secret du silence et de la solitude, avec cette raideur de vivre des gens noués qui ne s'autorisent jamais le bienfaisant « lâcher prise », cette possibilité de se ressourcer aux forces de la vie. Et son insécurité existentielle s'exprimait dans ses rêves : fuite, poursuite, recherche désespérée d'un refuge... Symboles d'une timidité et d'une fierté retranchées dans la solitude.

L'étude des groupes de migraineux a fait ressortir comme facteur psychique déterminant l'anxiété, cette vigilance qui prévoit le pire, s'y conditionne pour ainsi dire et ne veut voir qu'une solution négative à tout problème. Ce fatal aliment s'installe, hélas ! tout naturellement dans le comportement quotidien.

L'homme choisira la course en avant, la fuite dans les affaires comme pour user cet adversaire naturel et nier sa dépression. Il injectera sa rage réactionnelle dans les responsabilités, deviendra l'homme d'action, maître sourcilleux de la technique, des dossiers, des statistiques. Il sera le rival humain du cerveau informatique pour se retrouver désemparé à la retraite, dans une maison désertée par les enfants et brusquement face à son vieil adversaire naturel, cet autre en lui trop longtemps trahi et qui était bien lui. Car l'anxiété peut être une alliée si on accepte sa vivante présence au lieu de tenter de la vaincre avec tant d'impuissance mêlée d'orgueil. C'est peut-être le destin de *Nux vomica* qui éperonne son anxiété par des actions de force autoritaires et passionnées (il ne supporte ni l'échec ni d'avoir tort). Sa migraine matinale est l'indice de la rage d'entreprendre et d'affronter le quotidien. Et l'échec aura pour sanction un sentiment dépressif avec la déroute de son meilleur atout : la volonté.

Pour d'autres, la migraine intervient comme une punition qui altère la réflexion et interdit tout choix. Mais curieusement, une circonstance insolite, un deuil, une maladie, un déplacement géographique peuvent apporter d'étonnantes atténuations. Wolf a évoqué la disparition de la migraine chez des missionnaires en Extrême-Orient pendant l'internement dans un camp japonais. Malgré les privations, la torture, ils étaient libérés des exigences d'une quête spirituelle ou intellectuelle trop intense, et la migraine avait disparu dans cette circonstance exceptionnelle de leur vie. Ils pensaient plus à survivre qu'à souffrir.

Enfin, la migraine peut être la compensation de situations intolérables contre lesquelles on ne sait plus se révolter. On désire être plaint, on sollicite l'affection, on espère en tirer un bénéfice. On relèvera dans ces situations l'intériorisation du sujet, et surtout le défaut de communication orale. Une angoisse contenue, sans expression verbale, est sans doute le facteur de risque le plus lourd pour l'être humain et aura pour conséquence des contractures cervicales et le blocage de la cage thoracique. La céphalée d'*Actea racemosa* est l'image de la raideur ou de la capitulation psychique ; elle se sent enveloppée d'un brouillard sombre, sur sa tête retombent des chapes de plomb qui la remplissent d'inquiétude. D'invisibles ennemis sont là, et peut-être, au bout du chemin, la folie, la maladie incurable, le cancer, en dépit de dossiers médicaux rassurants et de scanners négatifs. C'est sa grande impressionnabilité qui la conduit à l'épuisement intellectuel, elle est prise de panique à propos de tout et de rien. Puis, brusquement, le verbe reprend le dessus. Elle éprouve le besoin de parler, surtout avec le médecin, qui doit être un interlocuteur attentif et consacré à sa personne. Lourd privilège où la soudaine abondance du langage lance un défi à la patience, et les risques encourus seront grands pour l'horaire du médecin et la salle d'attente... Mais lorsque l'exutoire verbal se met en place, la migraine s'atténue. Tension musculaire, verbalisation sont des facettes de conversion d'une angoisse pure qui y trouve son refuge. L'activisme verbal libère l'angoisse ; il est le reflet d'une recherche d'autorité sur les autres. Car les cicatrices latentes refont surface, écho des faiblesses de l'enfance et de la recherche d'identification à une image du père.

Avec *Platina* l'hypertrophie de soi, l'orgueil prennent une allure de provocation. On soupçonne derrière l'esthétique raffinée du personnage et sa présentation somptueuse que l'image brillante masque en fait la peur ou le mépris des autres. Solide armure qui élargit la distance avec autrui tout en dissimulant ses faiblesses. *Platina* redoute de passer inaperçue ; jouer un rôle est la plus naturelle des défenses. Elle provoque sans la moindre intention de s'offrir ou de s'abandonner. Sa vocation ? Être le point de mire du grand nombre sans se laisser vraiment approcher. Le déguisement ou la séduction peut cacher ici de solides barrages. Elle refuse l'échange et l'échec est déjà en place : elle nie le besoin de l'homme par peur d'être déçue par lui ou de le décevoir. C'est ici le refus profond d'être femme. Le comble de l'orgueil n'est-il pas de se mépriser soi-même ? Cette fierté en souffrance se traduit par une tension de la peau du crâne, l'engourdissement du cuir chevelu, cette lente capitulation de la femme qui s'obstine à dissimuler, à enfouir au fond de soi la peur et le désir de vivre et d'aimer.

On voit l'importance des conflits de l'inconscient ; ces points extrêmes où la révolte contre soi, la honte devant ses interdits peuvent se convertir en migraine de l'échec. A force de bâtir des cuirasses autour de soi, on se précipite dans la condition même que l'on veut éviter. Ces « cuirasses », évoquées par Wilhelm Reich, sont les tensions extrêmes accumulées dans les muscles, la présence de tout notre passé de souffrance imprimé dans le corps. On prend le risque d'enfoncer l'inacceptable un peu plus profondément dans notre inconscient et de devoir vivre ce conflit autodestructeur avec la migraine pour sanction. Voulant éviter le pire, on le provoque quasi fatalement. C'est le casque sur la tête, le carcan. Ce qui est nié de son vivant vous tue avant que d'être vraiment mort. Les brouillards d'une conscience troublée éloignent tragiquement parfois de la vie puisque résister est devenu impossible. Ainsi devient-on son propre geôlier à force d'accepter de se trahir soi-même.

COMMENT RECONNAÎTRE
UNE CÉPHALÉE PSYCHIQUE

- Douleur sourde continue.
- Sans périodicité, sans latéralité.
- Localisation postérieure.
- Anxiété manifeste.
- Contexte psycho-affectif constant.
- Troubles du sommeil et larmes.
- Examens physiques négatifs.
- Aggravation par l'émotion, la contrariété, la vie professionnelle.
- Amélioration par les vacances, la distraction.

MIGRAINE DE L'ENFANT

L'enfant exprime ses symptômes d'une façon toujours particulière. Le propre des manifestations migraineuses est d'apparaître opportunément à l'âge scolaire (de 5 à 15 ans). Elles sont le reflet de l'investissement scolaire et des défenses que l'enfant est autorisé à formuler. C'est parfois l'esquive des contraintes (le devoir de maths ou de rédaction obligatoire) ou la recherche d'un bénéfice (rester chez soi, éviter la piscine). Cet état ne survient alors ni le mercredi, ni le samedi, ni en période de vacances. Si un des parents est lui-même migraineux, les symptômes acquièrent un mimétisme flagrant. La migraine devient moyen de fuir devant les exigences de la vie.

L'accès migraineux est physiquement marqué par la pâleur. On souffre de la tête mais on incrimine aussi le creux de l'estomac. Les nausées sont les symptômes les plus couramment exprimés par l'enfant ; c'est sa manière de protester ou de se défendre. On a déjà évoqué la fréquence des phénomènes visuels associés (sensation de flou ou de brouillard). L'enfant, naturellement excité par les stimuli visuels (télévision), entretient des foyers d'excitation quand il donne libre cours à son émotivité naturelle. La migraine peut être lourde de conséquences pour le développement de l'enfant car, à cet âge, l'acquisition intellectuelle se met en place. La marche vers le savoir ne doit pas être alourdie par l'atmosphère de conflit qui peut concerner la famille, par exemple. S'il ne sait pas formuler ses inquiétudes, la migraine prend le relais de l'affectivité troublée. Les frontières corporelles sont des sujets naturels de trouble, mais c'est autour du ventre que la douleur se concentre. On peut voir des nausées et des vomissements qui disparaissent en quelques heures et réapparaissent périodiquement.

Une pâleur s'associe aux vomissements ; on désigne vaguement son ombilic, et l'anxiété gagne la mère qui y voit une incontestable menace de « crise d'appendicite ». Heureusement le ventre est souple et les globules blancs, ces sentinelles de l'inflammation, ne traduisent pas d'état d'alerte. On admet qu'il s'agit là d'un équivalent migraineux, et le plus fidèle intervenant est sans conteste *Ignatia*. C'est le remède des spasmes, des nausées, de cette douleur que l'enfant désigne en montrant le nombril. Il aura les traits tirés, les yeux cernés, le faciès inquiet de la préoccupation scolaire et parfois de l'angoisse inexprimable. C'est surtout le remède lié à l'anxiété maternelle face à la réussite intellectuelle, sans laquelle s'étend l'ombre envahissante de l'échec social projeté par le monde des adultes. Si *Ignatia* est, avec *Silicea*, le remède des consciences scrupuleuses et des chagrins silencieux, le magnésium sera ici nécessaire car la déperdition minérale est proportionnelle à l'intensité de la tension intérieure. Le signe de Chovstek, cette contraction provoquée des muscles de la face, témoigne de l'extension de l'état spasmophile de l'enfant, silhouette peut-être engendrée par les générations de 1968, qui ont connu d'impressionnantes remises en question.

Arsenic album révèle, dès l'enfance, les symptômes de l'anxiété de l'adulte. Sa pâleur, sa crainte de la nuit, sa frilosité, son souffle un peu court attirent l'attention sur ses faiblesses. La vigilance maternelle est déjà inquiète autour de cet enfant aux aguets ou trop attentif, qui sait passer des heures et des heures autour de travaux minutieux. Ce perfectionniste en herbe aura parfois un insolite goût du rangement, un penchant pour la collection de petits objets. Il sera soucieux du pli de son pantalon et veillera à la fermeture des portes. Lorsque la migraine se présente, le ventre est toujours concerné avec des réactions de vomissements et des diarrhées spontanées, comme pour tenter d'expulser ce qui menace sa vie.

Le *British Medical Journal* (1984) relève que les patients atteints de migraines éprouvent beaucoup plus souvent qu'ils ne le disent un sentiment de peur, et qu'il est aussi important de révéler et d'exorciser ce sentiment paralysant que de prescrire un traitement antimigraineux. Et l'enfant investit pleinement la peur de l'existence (*Gelsemium, Coca*). Lorsque la fatigue trimestrielle apparaît, la peur d'échouer prend le relais (*Ignatia*, *Arnica*), les assises deviennent fragiles, la pusillanimité s'installe et la migraine apparaît comme l'ultime prolongement de la peur.

COMMENT RECONNAÎTRE LA MIGRAINE DE L'ENFANT

- Douleur abdominale et vomissements périodiques.
- La situation abdominale peut masquer la migraine.
- Le nombre des globules blancs est normal.
- Parfois vertiges et signes visuels.
- Déclenchement par les circonstances affectives ou les contraintes scolaires.

MIGRAINE ET SYNDROME PRÉMENSTRUEL : LES RYTHMES DU CORPS FÉMININ

La femme a toujours été confrontée à de délicats carrefours d'adaptation à travers les étapes physiologiques de son corps (puberté, menstruation, grossesse, pré-ménopause et ménopause), et l'on admet que la vie hormonale est indissociable du comportement féminin. L'apport de la folliculine contribuerait au maintien de la jeunesse tissulaire. Certains ont même préconisé l'apport d'œstrogène pour assurer une féminité sans troisième âge. De subtils déséquilibres s'installent à partir de variations infinitésimales du taux hormonal, mais les répercussions hormonales vont au-delà de l'organe cible. L'équilibre génital et psychique de la femme se modifie en profondeur sous l'influence de deux hormones : la folliculine et la progestérone.

L'importance de la première est prépondérante. Son excès modifie l'humeur, entretient l'irritabilité et surtout l'alternance d'états euphoriques et d'idées noires alimentées de larmes. Avec une ponctualité étonnante, certaines femmes décrivent le glissement vers l'état dépressif à la période d'ovulation ou dans la semaine précédant les règles survenant en authentique rupture d'équilibre. Certaines décriront l'anéantissement, d'autres un étonnant esprit d'entreprise. Pour le médecin expérimenté, ces facettes du comportement sont des révélateurs de la biologie hormonale. Le corps se modifie, les seins prennent de la lourdeur et deviennent douloureux.

Des ballonnements sans cause font croire à une colite, la vésicule biliaire agace, les bagues deviennent prisonnières de doigts qui ont gonflé, on se tord plus facilement les chevilles. Le corps est alors le lieu de malaises insolites et dispersés comme si la réactivité s'allumait de façon désordonnée. On voit apparaître une angine, un enrouement, un saignement de nez, des besoins fréquents d'uriner sans infection urinaire, un coryza ou une crise d'asthme. Des démangeaisons vulvaires apparaissent, un herpès surgit périodiquement dans la région fessière.

Dans ce catalogue de désagréments, l'invasion par les idées noires et surtout la migraine vont prendre une place de choix. Elle est donc ici le reflet des remous hormonaux et peut survenir avant, pendant, après les règles mais toujours avec la même constance.

C'est la migraine congestive pure avec nausées, vomissements, avec ses réactions de refuge dans le noir et évitement du bruit et de la lumière. Un coupable de choix : la folliculine, que l'on neutralise autant que faire se peut par son antagoniste, la progestérone, sans avertir les patientes des prises de poids auxquelles elles sont exposées.

Le syndrome prémenstruel est donc le moment révélateur de l'économie hormonale. Mais d'autres perturbations se profilent, neurovégétative, psychique, vouées aux lois mystérieuses de la périodicité. Si le désordre est hormonal, d'ordre infinitésimal, les malaises, eux, prennent toujours un caractère personnel. L'individualisation, la rencontre avec la personnalité féminine doit dépasser le jeu exclusif et parfois dangereux de la relation hormonale.

L'intention dans le domaine thérapeutique est de neutraliser la folliculine. Non par son antagoniste, la progestérone, qui additionne les effets secondaires et modifie le volume du corps, mais par la recherche d'une désensibilisation à cette substance. Les études faites en laboratoire à l'hôpital Lariboisière (service du Pr Devraigne) ont montré la réalité et l'efficacité de doses infinitésimales d'hormones sur l'ovulation de la lapine. *Folliculine 9 CH* ou *15 CH* freine l'apparition des œdèmes et la rétention d'eau, et empêche la dilatation des vaisseaux capillaires par libération d'histamine.

Si la folliculine est le programmateur de ce trouble, sa correction expérimentale peut modifier l'apparition des règles mais rarement éviter la migraine. La folliculine dilate les vaisseaux capillaires, hypertrophie les tissus cellulaires et affûte singulièrement l'excitabilité féminine. Il a paru opportun de neutraliser la folliculine dans ses effets de sensibilisation soit par l'emploi d'histamine infinitésimale dans les manifestations à caractère cutané, soit par l'emploi de tyramine dans les manifestations de type migraineux pur. Il existe en effet une curieuse alternance entre les manifestations d'hypersensibilité cutanée (relativement désagréables) et la manifestation vasculaire cérébrale (qui peut être intolérable).

Désamorcer l'hypersensibilité du corps féminin à la folliculine, c'est couper la route aux effets secondaires qui hypothèquent l'équilibre hormonal. Les symptômes cutanés tels que acné, herpès, prurit doivent être reconsidérés par la dermatologie, qui combat un effet et non une cause. L'acné de la jeune fille, qui s'aggrave avant les règles et qui tient en échec l'antibiothérapie, peut être maîtrisée en quelques mois si la bataille est engagée au-delà de l'organe cible.

Les aphtes, l'herpès sont des affections des muqueuses ou de l'épiderme à tendance ulcéreuse transmises par des virus. De petites vésicules précèdent des érosions qui s'installent en des lieux prédisposés (bouche, pourtour des lèvres, organes génitaux). Si l'affection est bénigne et de courte durée, les récidives se font sous l'influence de la périodicité hormonale. Des prescriptions en des jours précis du cycle de *Folliculinum* et d'*Histaminum* désamorcent cette agression. On a non seulement la satisfaction de voir l'acné s'effacer, mais aussi de constater le redressement du métabolisme général chez des sujets à peau malsaine qui s'encombrent avant les règles et se désolent d'avoir une peau épaissie, sèche, des ongles durs et cassants et un psychisme déficitaire (*Graphites*). Parfois cette route de l'herpès coïncide avec des douleurs rhumatismales, des diarrhées ou de fréquentes bronchites. *Dulcamara* est le remède des femmes qui voient la réapparition périodique des éruptions herpétiques sur le menton ou à proximité des organes génitaux. Ce sont des personnes constamment victimes du refroidissement humide, du redoux, du rafraîchissement brusque de l'atmosphère ; elles se plaindront tour à tour de douleurs de gorge, de torticolis, de lumbago, de colite ou même de cystite, tant il est vrai que le corps est le champ de subtiles alternances.

Les retombées de la folliculine sur le comportement féminin sont incontestables. Certaines personnes auront l'impression de voir leur équilibre remis en question à l'approche des règles. L'humeur s'exacerbe, le verbe devient vif et les intolérances vis-à-vis du partenaire masculin vont s'allumer (*Nux vomica*, *Chamomilla*). Un vigoureux besoin de rangement et de nettoyage gagne *Actea racemosa* ; les idées noires, la tristesse, l'incommunicabilité s'installent chez *Causticum*, *Conium*, *Sepia*, *Natrum mur.* Le déficit hormonal semble accentuer leur rétraction et dégrader leur comportement amoureux. Des larmes généreuses feront leur apparition chez *Lycopodium* et *Pulsatilla*, toujours émues et défaillantes avant les règles car leur équilibre précaire est périodiquement remis en question. *Silicea* se sentira envahie par un froid intense ; elle recherchera le bain chaud et la chaleur sous toutes ses formes. L'épuisement, le découragement gagneront *Natrum mur.*, *Nux moschata* sera somnolente avant les règles et *Coffea* sera étonnamment lucide, l'esprit remarquablement éveillé durant cette période du mois.

La migraine féminine aura bien entendu pour toile de fond la douleur abdominale, l'irrégularité du flux menstruel et la fragilité psychique tant sont grandes la correspondance et la symétrie entre les pôles opposés du corps dans l'abord freudien. Ce sont peut-être les variations des taux de sécrétion qui sont en cause. C'est au moment où la folliculine amorce sa décroissance et atteint les seuils les plus bas que la variation congestive ou psychique se déclenche. Le déséquilibre subtil de la fonction ovarienne gagnera les relais douloureux de la tête par la voie sympathique et provoquera des moments difficiles.

Le travail homéopathique consiste en un traitement séquentiel (*Folliculinum* le 15e jour, *Histaminum* le 16e jour, *Belladona* le 20e jour) pour amortir la chute hormonale ainsi que la susceptibilité de voisinage entre l'ovaire et l'abdomen. Ce sont les variations de taux qui exaltent les sujets combatifs prompts à porter les excès contre les autres (*Chamomilla*, *Hyosciamus*, *Nux vomica*, *Colocynthis*), contre soi (« je vais devenir folle », *Actea racemosa*). Les sujets peu audacieux retombent, eux, dans leur pusillanimité. La mélancolie dépressive s'installe chez *Natrum mur.*, *Sepia*, *Conium causticum*. Certaines connaissent avant les règles une humiliante remise en question. L'équilibre précaire de leur tissu psychique, leur timidité, leur appréhension de la vie prennent un caractère périodique, comme si les sommets en vue devenaient inaccessibles, obligeaient à redescendre dans la vallée et à reprendre chaque mois leur laborieuse ascension (*Pulsatilla*, *Silicea*, *Natrum mur.*, *Coca*). Le désarroi spasmophile est considérable lors de la poussée menstruelle. Les minéraux utilisés en doses pondérales de calcium ou de magnésium modifient difficilement cet état, et le recours aux tranquillisants évoque constamment le versant psychique, signe de ce désarroi existentiel tapissé de peurs incontrôlées qu'on appelle spasmophilie.

Des doses infinitésimales de métaux (*Cuprum*, *Platina*) désamorcent les effets de la chute hormonale, régularisent le flux menstruel, l'excitation mentale et congestive de la migraine spasmophile.

La migraine subit de spectaculaires régressions à l'occasion de la grossesse au point que l'état de maternité paraît à certaines préférable à une existence harcelée par les maux de tête. Lors des premiers mois de la grossesse, les nausées auront pris le relais, mais la fin de celle-ci est presque toujours heureusement vécue. « Ce sont les moments les plus heureux de ma vie », semblent dire les migraineuses qui ont connu la grossesse.

Les rares cas de migraine persistante doivent faire suspecter une hypertension latente. Les variations d'œstrogène n'expliquent pas tout, tant il est vrai que l'appréciation de la biologie par ce seul paramètre (hormonal) n'est pas l'unique reflet de la vérité.

On doit savoir apprécier l'état de grossesse comme la coexistence de deux vies, de deux physiologies, de deux psychismes. Et celui qui va naître constitue peut-être le secours thérapeutique du premier. C'est le territoire minuscule de l'enfant qui vient en aide à son géniteur. L'enfant *in utero* est déjà une personne (Winnicot), et avant de tendre les bras vers la vie, il manifeste déjà sa gratitude à l'égard de sa mère. Des états dépressifs se corrigent à partir d'une grossesse, des douleurs arthrosiques ou névralgiques s'apaisent au moment où tout plaide pour l'aggravation. Ce secours de l'enfant à la mère est d'autant plus vrai que rarement on a vu une femme dépressive et mélancolique donner le jour à un enfant triste. C'est un regard optimiste qui rétablit la continuité de la vie à travers la loi du sourire !

La ménopause devrait apporter l'apaisement des conflits et, logiquement, la chute des œstrogènes devrait réduire les problèmes vasculaires. La logique est ici remise en question car cette saison du corps obéit à d'autres règles que celles du seul jeu hormonal. La migraine prémenstruelle ne s'éteint pas à la ménopause, elle reparaît en l'absence même de toute menstruation et selon la même périodicité. On connaît bien les symptômes de ce délicat carrefour, ces fameuses bouffées de chaleur qui alimentent l'ardeur des migraines authentiques et devraient s'atténuer avec un traitement spécifique. Il n'en est rien, les migraines augmentent et parfois les voilà qui apparaissent chez d'autres qui n'en avaient jamais été affectées ! La réalité biologique s'élargit : la femme bénéficie d'une libération périodique, elle voit donc son contentieux vasculaire s'alourdir à l'arrêt des écoulements. L'organisme présente une nouvelle économie à gérer, au moment même où le foie, les reins, les intestins et la peau commencent à perdre la souplesse de leur fonction. La circulation cérébrale et le psychisme sont exposés à une délicate adaptation.

Si, durant la grossesse, la suspension des règles alourdit naturellement l'état veineux et développe des varices inesthétiques, la ménopause est l'occasion d'un laborieux réglage où la migraine s'inscrit encore en bonne place. Un nouvel équilibre se dessine lorsque interviennent les remèdes homéopathiques à la ménopause, abrégeant celle-ci en durée et en intensité. On connaît *Lachesis*, ce venin de serpent qui est le grand gardien de l'équilibre circulatoire chez la femme. L'instabilité à la ménopause est caractérisée par cette prostration matinale avec mutisme et découragement et, le soir, par une singulière excitation mentale et verbale, une ardeur cérébrale qui semble se potentialiser avec la chaleur des pièces, l'alcool ou encore avec une pensée soupçonneuse. Cette vigueur de la pensée n'incline pas, disons-le, à la bienveillance. Elle alimente plutôt les traits de caractère de nature agressive : orgueil, jalousie, méfiance, entêtement négatif, esprit de persécution... Elle peut aussi sécréter un esprit d'entreprise soutenu par une farouche détermination.

La composante de cet état psychique est strictement vasculaire. Avant les règles, on s'est toujours senti mal à l'aise. L'arrivée des règles améliore tout ; les pensées retrouvent toute leur clarté. Leur disparition à la ménopause provoquera des malaises psychiques, un encombrement nasal, des saignements de nez, un enrouement pharyngé, des hémorroïdes persistantes, une intolérance à toute constriction par les cols, les gaines serrées. On se plaindra de l'aggravation après le sommeil ou par la chaleur du soleil au printemps, au changement de saison. Le visage aura une coloration plus marquée, paraîtra boursouflé, couperosé ; il est l'image d'une oxygénation défectueuse, à travers des frontières corporelles qui s'élargissent. Les règles viennent-elles à apparaître de façon intermittente tous les six mois ? Le bien-être reparaît aussitôt dans le corps et l'esprit. Des bénéfices pourront être ressentis par notre patiente sous la forme d'un écoulement nasal libérateur ou d'une hémorroïde qui saigne. Si l'équilibre n'est pas bien tenu en main par la voie médicale, on verra s'installer des hématomes spontanés, des lourdeurs, des céphalées, des malaises généraux, qui s'effacent de façon spectaculaire à l'apparition espacée et inattendue de l'écoulement menstruel. Il existe parfois des céphalées « anniversaires » qui surviennent un an exactement après la fin des règles ! L'allure de cette migraine est donc régie par la mystérieuse périodicité hormonale. La mauvaise aération du corps, la surcharge en oxyde de carbone se manifestent en pensées sombres, et cette puissante nature se libère, améliore son oxygénation par de grandes respirations involontaires. Ces soupirs prolongés en toute circonstance représentent la soupape inconsciente d'une économie en surcharge.

Avec *Sulfur*, la migraine est présente avec son cortège de sensations de chaleur : les sueurs inondent le visage, les pieds cherchent le frais, les démangeaisons s'aggravent à la chaleur du lit, à proximité des organes génitaux, et surtout les douleurs des petites articulations inaugurent de nouveaux thèmes d'inconfort.

Avec *Sepia*, on trouve une tête alourdie et mélancolique, reflet d'un regard sombre sur la vie. Celle-ci est non seulement une désillusion mais un fardeau, qui fait renoncer à la joie de vivre et surtout d'aimer. L'isolationnisme devient le reflet de cette carence hormonale. Mais la mélancolie qui frappe la condition féminine a d'autres causes : un adversaire sournois, le colibacille, partagera la responsabilité de l'altération de l'humeur, des faiblesses de la mémoire et de cet état dépressif franc de la ménopause.

L'influence de la pilule est controversée. Ses adversaires affirmeront à juste titre que la réduction du flux menstruel alourdit la circulation des jambes, augmente la susceptibilité hépatique et congestionne la face. Certaines patientes ressentent ces effets de règles restreintes et de migraines accompagnées de minuscules saignements de nez (*Melilotus*). Les prescripteurs acceptent la pilule comme compromis à cette solution d'inconfort lorsque les règles sont douloureuses, insuffisantes ou irrégulières. Il serait vain de croire que la pilule puisse détourner les vocations héréditaires de la migraine. En tout cas le risque vasculaire cérébral s'accroît sous son influence. Le très sérieux CSPV (Centre suisse de pharmaco-vigilance) vient de publier une liste de 471 effets secondaires de médicaments en 1984 contre 306 en 1982, et parmi ceux-ci les effets nocifs de la pilule.

Avec l'approche hormonale se trouve réalisée une compréhension multifactorielle du comportement féminin dans ce vécu de la migraine où la femme affiche une incontestable supériorité sur l'homme dans l'art de souffrir : c'est la circonstance où l'hormone à risque et le tranquillisant aliénant réalisent une précaire harmonie. Une voie à moindre risque se développe ici : celle d'une équilibration douce et sans effets secondaires respectant l'identité féminine.

COMMENT RECONNAÎTRE LA MIGRAINE HORMONALE

- Périodicité + + (règles).
- Modification du corps (qui gonfle), des seins (douloureux).
- Œdème du corps, des doigts.
- Torsion des chevilles.
- Modification de l'humeur : { boulimie, agressivité, mélancolie
- Signes cutanés associés (acné, herpès).
- Angine, enrouement, coryza pendant les règles.
- Fréquent besoin d'uriner sans infection.

MIGRAINE ET HORLOGE DU TEMPS

L'heure où la migraine éclate a toujours été une singulière interrogation pour l'observateur. Certains seront affectés à des heures régulières, bien précises, qui se situent entre le lever et le coucher du soleil, parfois même la nuit, et seront d'une désespérante ponctualité. Rendez-vous avec l'horloge de l'anxiété ou subtil dérèglement biologique ? Si le « lieu » des réactions humaines est bien approché, si le « comment » est en partie résolu par l'explication biochimique de la sérotonine, le « pourquoi » demeure un mystère humain, et la notion du « quand », cette interrogation sur le temps, ajoute encore de l'inconnu à la compréhension des phénomènes vivants.

La périodicité de certaines crises, la fameuse migraine des dimanches, est loin d'être résolue. Certains diront qu'au profit d'un temps de séjour un peu prolongé au lit, les plaquettes sanguines ensommeillées s'agglutinent et augmentent la coagulabilité en modifiant le taux de sérotonine ; d'autres affirmeront la rencontre de l'homme avec lui-même ce jour-là, celle où les équilibres précaires et contenus de la vie professionnelle cèdent et laissent brusquement éclater de douloureuses réflexions. C'est le retournement contre soi des sentiments hostiles, tant il est vrai que le terme de fatigue et d'accablement, dont tout le monde aujourd'hui se réclame, est loin de ressembler aux innocentes courbatures musculaires.

La vie organisée sur la terre fournit de nombreux exemples des rythmes qui l'animent. L'alternance de la nuit et du jour, la croissance des plantes, la photosynthèse du monde végétal (cette mystérieuse élaboration des substances nutritives à partir de la chlorophylle et de la lumière solaire), les périodes de veille et de sommeil, le rythme du cœur et de la respiration, toutes les cellules du corps paraissent équipées d'un rythme de fonctionnement spécifique. Elles semblent même programmées pour une fiévreuse activité, indépendante des turbulences socio-économiques ; elles transforment ou absorbent les éléments chimiques, les sels minéraux et élaborent des sécrétions hormonales.

L'inné et l'acquis vont à la rencontre l'un de l'autre puisque l'horloge de la cellule se règle constamment sur l'horloge extérieure du temps (qui n'est pas le temps des horloges). Ses grands maîtres sont le Soleil, la Lune, et autres phénomènes cosmiques. Cette période de vingt-quatre heures dominée par la révolution planétaire, cette ronde de la Terre autour du Soleil, intervient particulièrement dans l'économie physique de l'homme. Le corps et la nature semblent en effet influencés par des rythmes d'environ vingt-quatre heures que l'on appelle rythmes circadiens, et les travaux d'Halberg (USA) et de Reinberg (France) ont établi les bases d'une chronobiologie scientifique qui introduit le temps comme dimension biologique et permet à l'effort thérapeutique un meilleur résultat.

Ainsi, il est plus opportun de prescrire un anti-inflammatoire à un moment déterminé (le soir) et d'espérer une meilleure efficacité. (Ce n'est pas nécessairement le moment de moindre toxicité.)

De même, l'intérêt s'est étendu au rythme des mois, des saisons, des années. On sait que certaines pathologies subissent une périodicité annuelle et sont des rendez-vous de calendrier étonnants. Pneumonie, fièvre thyphoïde, paludisme, dépression d'automne, réveil d'ulcères d'estomac aux équinoxes de printemps et d'automne. La ronde des saisons voit éclater des situations pathologiques. Au printemps, la poussée thyroïdienne rend les comportements instables, entraîne l'excitation mentale chez les sujets longilignes et réveille, au mois de mai, des envies de suicide. Durant les mois d'été, les accidents vasculaires frappent le cœur et les membres inférieurs (infarctus et phlébite). On rapporte que certaines folies meurtrières, aux USA, éclatent chez les drogués pendant les périodes de chaleur ; ils libèrent leurs complexes d'infériorité en tirant sur la foule...

La périodicité fait donc partie de notre destin, et l'homme, différent de la plante par la réalité et la mobilité du psychisme, est à même d'enregistrer les blessures dans la mémoire et de formuler des réponses différées. On sait que, sans une verbalisation ou une expression émotionnelle suffisantes, les conflits psychiques inconscients s'installent, prennent le poids du temps. Le refoulement des vécus douloureux peut atteindre l'être dans son intégrité et modifier son identité biologique.

Toutefois, le déclenchement horaire de certaines migraines est justifié par de purs dérèglements biologiques. La migraine du petit matin ou du lever est souvent due à un contentieux digestif ou circulatoire. *Bryonia* sort de sa torpeur circulatoire et sa mise en route est si laborieuse qu'il cherche à éviter tout mouvement pour neutraliser sa migraine du petit lever. Une quinte de toux, un éternuement ont, en effet, les plus fâcheux retentissements. *Nux vomica* paie ses excès digestifs par des réveils maussades, des nausées aux premiers mouvements, une humeur de dogue qui rend préférable d'éviter toute polémique. *Graphites* voit la lenteur de ses réactions accentuée au réveil. Son corps lui semble lourd et sa peau épaisse traduit des échanges défectueux. Les éruptions sèches sont le reflet de ses mauvaises éliminations. Les règles s'appauvrissent, l'intestin s'installe dans l'indolence et la paresse, une frilosité doublée d'une frigidité se met en place dans ce gabarit un peu volumineux, comme engoncé dans son image corporelle. Mais la coexistence de règles toujours en retard, d'ongles cassants et effrités, de prurit au pli de flexion, d'une mauvaise cicatrisation de la peau attire le regard loin de l'atteinte digestive. On s'achemine vers une réalité humaine d'une autre dimension. Les défaillances hormonales chez *Graphites* ont ralenti les oxydations et rendu le psychisme défaillant. Elles font éclater la migraine de faiblesse au petit matin, à cette heure où *Sulfur* se réveille en chantant. C'est la circonstance aussi d'une grande anxiété matinale qui surprend le corps comme alourdi par son propre repos.

Lachesis aura une migraine gauche avec ces réveils désastreux qui la caractérisent, et cet encombrement pessimiste qu'un peu de gymnastique suffirait pourtant à corriger.

Certains sujets ont une instabilité circulatoire. Leur peau blanche reçoit mal les rayons caloriques solaires de grande longueur d'onde et devient rouge vermillon, « apoplectique ». Cette rougeur peut survenir après émotion, colère, honte, ou évocation d'un souvenir émouvant, au moment du déshabillage devant une personne étrangère ou le médecin ! C'est l'érythème pudique. Elle envahit le haut du thorax, le cou ou la face, souvent après les repas (*Pulsatilla*, *Ferrum*, *Sanguinaria*). Cette instabilité circulatoire, placée sous le signe de la dystonie neurovégétative, favorise l'agression solaire, et le mal de tête est systématiquement majoré à midi (*Glonoin*, *Kalmia*, *Spigelia*), heure où l'irradiation solaire est à son point culminant.

Dans la période qui suit le repas, la céphalée devient la sanction de ceux qui mangent trop ou mal (*Nux vomica*, *Lycopodium*), ou qui sentent le rouge leur monter aux joues lorsque l'alimentation est trop grasse (*Carbo vegetabilis*, *Pulsatilla*). A 17 heures, l'inconfort se déplace, abandonne l'estomac, vient accabler le duodénum et inaugurer de pénibles flatulences. C'est l'aggravation classique de *Lycopodium*, alourdi de 17 heures à 20 heures par une laborieuse digestion et des pensées maussades empêchant toute efficacité.

La chaleur du repas du soir, l'inconfort des pièces mal aérées ne font qu'accroître les malheurs de *Pulsatilla*, dont la tête s'encombre de migraine et d'agaçantes pensées ; elle tourne en rond, ressasse les actes manqués de la veille et du jour, et est parfois habitée par une secrète agressivité.

La nuit voit les grands agités anxieux s'installer dans leur rendez-vous avec l'ombre. Leur conscience est fragilisée par l'affaiblissement des défenses et redoute davantage encore la rencontre avec la mort, cette grande faucheuse de la nuit pour *Arsenic*, *Kali* et *Ammonium carb.* Ils manquent réellement de souffle entre 1 heure et 3 heures du matin, et craignent un fatal déséquilibre.

Thuya, *Lycopodium* et *Sulfur* réamorcent vers 4 heures le cycle des fonctions digestives qui se remettent en route. Les mauvais équilibres alimentaires éclatent en sanction migraineuse avec réveil à bouche pâteuse chez *Nux vomica*, que le sommeil abandonne à 4 heures du matin et qui se rendort juste au moment où la sonnerie du réveil retentit.

Certains sujets dépressifs ou obsessionnels, aux confins de la persécution, ont trop souvent de pénibles rendez-vous avec eux-mêmes. La nuit les met face aux actes manqués et aux idées fixes. Ce sont les céphalées d'auto-accusation (*Thuya*, *Nitric acid*). Il ne faut pas écarter le fait que nombre de patients prennent la nuit pour le jour, et amorcent une intense vie mentale au moment où le soleil se couche ! Esclaves de la nuit, leurs pensées sécrètent inlassablement, obsessionnellement, projets, intentions agressives, vigoureuses ou douteuses pulsions. Pour d'autres, la vie, succession de stress, les a installés dans une rétraction du monde, un désenchantement, une psychasthénie, authentique anémie de l'âme et du cortex cérébral. Ils portent des dalles de ciment sur leur tête, et leur existence se partage entre la céphalée et l'insomnie rebelle à tout traitement.

La migraine du dimanche est ce passage naturel de la tension psychique à la détente, un œil déjà pointé vers la crainte de la reprise du travail. Lourd réflexe conditionné vers lequel convergent des facteurs alimentaires inattendus, complices habituels des gastrites et des colites. Ce jour-là, un excès alimentaire, un repas plus copieux se transforment en pénalité migraineuse.

Les phosphoriques, dont les antennes sensorielles sont le plus en éveil entre 21 heures et 24 heures, se portent avec enthousiasme ou anxiété vers les activités de l'esprit, et quand les désirs et les fantasmes érotiques arrivent en force, ils versent rapidement dans la migraine d'épuisement. Leur goût de l'originalité, leur excitabilité semblent leur interdire toute discipline. Passionnés pour tous les intérêts de la vie, leur idéation est vive mais s'épuise vite. Ils sont portés vers tous les excès : les admirations sans mesure, les bouderies sans fin. Telle est la silhouette de *Phosphorus*, l'enthousiaste, *Silicea*, l'entêté scrupuleux, *Tuberculinum* aux malaises toujours présents, mal définis, jamais bien ni chez lui ni au-dehors... On dirait que son esprit est dans une roulotte... *Lycopodium* et *Arsenic album*, hommes d'habitudes, aux cercles d'affections restreints, font constamment leur examen de conscience à partir de situations qui échappent à leur emprise. Arsenic album retrouvera à tout moment sa vieille ennemie, l'anxiété existentielle, et affirmera avoir des pensées angoissées, autour de la mort, bien plus pour ce qui se passe au-dessous qu'au-dessus de la terre.

Quant aux tourmentés de la reprise du lundi, *Ignatia* apaisera leurs inquiétudes d'anticipation, et *Staphysagria* effacera l'humiliation des relations socio-professionnelles, le douloureux décalage entre le médiocre vécu du quotidien et les aspirations déçues.

Sulfur et *Nux vomica*, puissantes machines énergétiques, s'alimentent lourdement et connaissent l'anxiété des situations concrètes, solidement implantées dans le réel. Leur besoin de tout contrôler, leur désir de conquête, la défense des acquis matériels sont source de fiévreuse vigilance. La bascule vers les excès est impitoyablement sanctionnée par la migraine périodique en fin de semaine ou en fin de mois. Elle survient comme l'épuration d'un contentieux biologique assurant la balance des comptes en même temps qu'une vigoureuse relance de l'élan vital. Le ralentissement est toujours passager et prélude aux retours en force du lendemain. Ces sujets, chez qui énergies mentales et physiques se confondent, brasseront tour à tour l'optimisme ou le découragement, selon leur état physique. Et, comme pour témoigner de l'étrange unité psychosomatique, la sève qui circule en eux alimente une euphorie particulière à l'approche des coups durs, un étonnant bien-être avant-coureur d'un épuisement cérébral. Ils connaissent des migraines spectaculaires succédant à une période euphorique; ils voient se réveiller un vieil ulcère après une période d'excellente digestion et présentent une singulière vitalité quinze jours avant l'arrivée de l'accident (le réveil d'une douleur ulcéreuse ou l'hémorragie cérébrale) : beau fixe avant la tempête, secrètes lois de l'énergie, mystérieux équilibre entre les influx du système nerveux et ses récepteurs. *Sulfur* et surtout *Psorinum* sont les arbitres des grandes migraines d'héritage frappant les membres d'une même lignée. La migraine semble apparaître dans les mêmes lieux, aux mêmes heures, avec la même intensité. Étonnante programmation du discours de la vie qui reçoit de si loin les messages du patrimoine biologique. La violence des symptômes s'amorce par ce singulier bien-être précédant la crise et laisse entier le mystère de la périodicité.

CÉPHALÉE, ÉCHO DE LA FATIGUE

La fatigue est devenue le symptôme le plus couramment exprimé de la vie moderne. Sa banalité, sa fréquence commencent à alarmer le corps médical lui-même car elle est le miroir de plaintes mal diagnostiquées, toujours teintées de subjectivité et pour lesquelles il est difficile d'entreprendre de coûteuses investigations.

On se lève et, déjà, on est plus mal qu'au coucher ; le visage semble avoir vieilli en une nuit, les muscles sont courbatus. On appréhende l'image offerte aux autres. Tandis que le moindre bruit agace, et que parler devient une lourde épreuve, le goût d'entreprendre a disparu... Cette fatigue du matin permet d'écarter les causes organiques et évoque la spasmophilie ou la psychasténie.

L'une des grandes caractéristiques de la santé, celle qui permet d'apprécier la vie, est bien cette aisance à agir de façon simple et spontanée, la capacité de passer sans difficulté de l'idée à l'acte. Henri Laborit dit que « le processus d'inhibition de l'action s'enclenche dans les huit secondes qui suivent l'apparition de l'idée ». A chaque expression de la vie, toute la biologie entre en jeu et le cerveau sécrète des hormones dynamisantes ou stressantes selon l'élan vital librement exercé ou contrarié.

On peut dire qu'il y a un rapport entre l'harmonisation

et l'hormonisation du sujet. Des chercheurs, comme Adler[1] ou Paul Diel[2], ce psychologue remarquable qui élabora une véritable science du psychisme, ont mis en évidence la relation entre le système hormonal et la qualité de notre vie. La justesse de nos motivations déterminera harmonie ou dissonance, qui se répercuteront sur le plan somatique.

Accepter avec le sourire les tâches déplaisantes et ennuyeuses, avoir l'enthousiasme et l'acceptation faciles sont signes de bonne santé. Par contre, dans la fatigue, tout pèse et devient pénible, le monde est une résistance à vaincre, un fardeau à surmonter. La joie devant l'instrument de travail n'existe plus, l'estime de soi nous abandonne et un sournois dégoût de vivre s'installe. Le plus agaçant écho de cette fatigue vient de la bouche du médecin : « Tout est normal, vous mourrez centenaire. » Encore un mystère non élucidé par ces coûteuses machines : scanner, caméra à scintillation infrarouge, résonance magnétique nucléaire, qui ne savent pas répondre à un état aussi simple, aussi flagrant. Et, très souvent, dans cette fatigue sans cause apparente, c'est la migraine qui apparaît comme premier symptôme.

« La fatigue, comme la douleur et la mort, écrit Paul Chauchard[3], sont toutes trois liées à la condition humaine ; elles n'ont rien de pathologique. » Cette conséquence naturelle de l'effort fait partie du dynamisme de la condition humaine. Le terme de « fatigue » correspond à un sentiment vécu, personnel, qui échappe aux unités de mesure et ne donne pas la dimension de ce qui nous échappe : les assauts sournois contre les organes des sens, par le bruit, les épreuves subies par le système nerveux, le psychisme conscient et inconscient. Non, les hommes ne sont pas égaux devant la fatigue. La jeunesse moderne semble être fatiguée par la station debout, recherche la position allongée et s'affirme épuisée pour de

1. Alfred Adler, *Le Sens de la vie*, Petite Bibliothèque Payot.
2. Paul Diel, *Psychologie de la motivation*, Petite Bibliothèque Payot.
3. *La Fatigue*, Paul Chauchard, « Que sais-je ? ».

faibles motifs, comme si elle était déjà fâchée avec l'image de son propre corps. D'autres ne ressentent rien jusqu'à l'épuisement total, accompagnent leur vie de sourires, de tolérance et d'élan vers les autres, avec cette joie dans le regard qui empêche le visage de vieillir (mère Teresa de Calcutta).

Ici, on est loin de la fatigue musculaire du premier degré traduite en équation simple par les physiologistes : crampe = absence d'oxygène dans le muscle = accumulation d'acide lactique. Lorsqu'on aborde la grande fatigue cérébrale nommée « névrose », les vérités deviennent plus floues et la raison perd le fil de l'analyse. L'enfant verra ses défenses et ses notes scolaires fléchir en fin de trimestre ; les situations de maladies équilibrées par de bons traitements connaîtront des aggravations inattendues. Une intervention dentaire, un événement moral peuvent déstabiliser le malade et déjouer le pronostic de l'homme de l'art.

Une simple grippe passagère peut être une redoutable circonstance d'instabilité et remettre en question les meilleurs équilibres thérapeutiques. Par exemple, des tremblements de la main peuvent s'installer quelque temps après cette banale affection saisonnière ; une maladie neurologique peut même s'installer, parfois en relation avec elle. On peut voir survenir des fragilités respiratoires, le souffle se raccourcir ou des douleurs articulaires inexpliquées apparaître ; parfois on assiste à la reprise d'un état cancéreux stabilisé. Ce ne sont pas des maladies autonomes séparées mais le prolongement de cette fragilisation du système nerveux et des tissus à partir d'une agression virale.

La fatigue, en tout cas, est devenue le désordre fonctionnel le plus important de la condition humaine. Elle est le fléau redouté de la prévision économique, bien plus encore dans les pays socialistes que capitalistes, car aucun contrat social ne stipule l'ardeur de l'homme au travail ou sa participation à une quelconque productivité.

En vérité, il n'y a pas de fatigue spécifique mais une constellation de causes, une somme de facteurs qui l'engendrent et la justifient. Le paradoxe est déjà curieux lorsqu'on approche l'unité élémentaire de la fatigue musculaire par les appareils de mesure. Certains auront un tonus musculaire qui s'épuisera graduellement ; d'autres, à rendement plus élevé, perdront leurs forces de façon plus rapide et brutale. La résistance psychologique d'un individu à la fatigue est donc manifeste à travers un banal exercice musculaire.

La fatigue nerveuse répond à une compréhension plus singulière. Le nerf périphérique est peu fatigable, les centres supérieurs également. Ce sont des générateurs d'influx d'ondes qui distribuent les messages et gèrent la vitalité du corps. Le cerveau est sans repos pendant le sommeil et l'on voit l'intellectuel s'épuiser moins vite par les « choses de l'esprit », même si le corps vieillit par ailleurs. Cette continuité de fonctionnement est un indice favorable de la bonne coordination mentale. Le cerveau utilise tour à tour des associations de cellules, permet à d'autres de se reposer et surtout de maintenir un grand pouvoir d'éveil ou de curiosité. Le mode de fonctionnement est tel qu'il assure la mise en repos partielle des cellules en sollicitant les unités fraîches ou inexploitées. Les acquis de l'apprentissage viennent assister les efforts de conquête intellectuelle.

Les fatigues viscérales ou hormonales sont indéniables. L'épuisement de la glande surrénale, par exemple, s'accompagne de grande fatigue, d'amaigrissement de plusieurs kilos et d'accentuation de la pigmentation cutanée avec fuite importante des sels de sodium, mais ici l'asthénie augmente au cours de la journée. La force musculaire est diminuée, la répétition d'un même geste est difficilement soutenue. Le patient est hypotendu et supporte à grand-peine la position debout. Cette importante altération de l'état général s'accompagne d'anémie, d'impuissance sexuelle ou de perte de règles.

Derrière cette cause première, flagrante, d'autres seront à rechercher car l'apport surrénal, par extrait glandulaire de compensation, s'il donne de fugitives étincelles, ne transformera jamais au « ralenti » un coq de combat. Cela sans compter tous les risques des manipulations hormonales, ces effets à distance dont les conséquences dépassent de loin les bénéfices ponctuels. Par contre, les effets secondaires des traitements prolongés aux corticoïdes (dérivés de la cortisone) entretiennent parfois, à longue distance, de persistants héritages d'asthénie.

Mais c'est, bien entendu, la fatigue mentale, celle du désintérêt moral ou du détachement affectif, qui prend la première place. Cet état dépressif mineur se traduit par une auto-dépréciation importante, ce que recouvre usuellement le terme de « névrose », reflet des refoulements ou des conflits. On « fonctionne » laborieusement, on peine. Le sujet s'installe dans l'inertie, le défaitisme, la désaffection. Rien n'est plus lourd à tirer que ces fatigues inavouées. L'appréhension est grande à la porte du travail ; l'effort coûte ; on ressort de la journée de travail épuisé par ce qui devient une véritable épreuve, et qui se répétera le lendemain. Toute nouveauté, toute difficulté impromptues renforceront le sentiment d'impuissance. Le vrai coupable, l'esprit, ne présente jamais, au début, de revendications directes, mais il inonde le corps de signes de protestation et de symptômes. Il est devenu ce porteur découragé par tant de souffrances accumulées dans la petite enfance. La névrose est cette fatigue profonde de l'être accablé par des interdits, des exigences trop lourdes, au moment où des besoins réels n'ont pas été respectés. Se coupant de sentiments trop douloureux que l'on refoule, la dissociation s'installe peu à peu. « La difficulté d'être » entre en force ; elle naît de la vie malmenée, de schémas trop rigides ou coercitifs. C'est la « peur de vivre » dont parle Lowen [1], parce que le corps a été bafoué, nié ou vaincu, et les émotions figées.

Le catalogue des symptômes de la « fatigue de vivre » est impressionnant. C'est la somatisation : processus de dériva-

1. Alexander Lowen, *La Peur de vivre*, EPI.

tion et de fixation sur le substrat corporel sans que l'organe affecté ait une signification symbolique essentielle.

Chaque organe, chaque tissu ou lieu du corps peut être concerné par la défaillance, l'angoisse et la dépression. A la tête, au visage, on percevra des tics ; on accusera des sensations de froid ou de chaleur, des tremblements légers, un enrouement fugace, un besoin de racler la gorge, une difficulté à relever la paupière supérieure. La contracture des muscles du cou signifie bien la crispation d'une personnalité mal à l'aise.

Dans la zone laryngée et thoracique, la fameuse « boule à la gorge », l'estomac noué, les grands soupirs de l'échec prennent la première place chez Ignatia. Ils sont l'expression de la charge affective. Les palpitations, l'oppression, les douleurs cardiaques sont toujours accompagnées du diagnostic rassurant des spécialistes consultés. L'entrée du larynx et le diaphragme sont les organes cibles où l'angoisse se fixe, où la libre expression se trouve freinée. *Aconit* et *Moschus* forment le tandem le plus heureux face à l'angoisse de vivre (ou la peur de mourir) face à la peur panique des espaces étroits, au cœur ressenti comme enfermé dans un carcan.

Dans la zone digestive, les symptômes se présentent sous forme de vomissements, de blocage d'appétit ou de faim démesurée, irrépressible, avec une flatulence sans cause alimentaire, un ventre qui gonfle à chaque contrainte émotionnelle (*Argentum nitricum*), à chaque mauvaise nouvelle.

Dans la zone génito-urinaire, des besoins fréquents d'uriner, une vessie douloureuse à urines claires, de l'incontinence ou de la rétention, ces singulières inflammations ont un sens souvent mal perçu par le corps médical. Et enfin vient l'appréhension sexuelle, sanctionnée par l'impuissance ou la frigidité (*Staphysagria*, *Selenium*).

Dans la zone cutanée, la peau est à la fois moyen de communication, miroir de santé, et protection vis-à-vis du monde extérieur. Stress et fatigue devraient modifier l'optique du dermatologue face aux agressions cutanées, et mieux personnaliser les besoins... Les microbes ou les parasites ne sont pas toujours un hasard; ils frappent plus volontiers à la porte du sujet fatigué. Le symptôme cutané représente l'équivalent somatique de l'émotion ou d'un conflit névrotique structuré. Les troubles minimes de la peau (rougeur, pâleur) sont les premiers signes de l'anxiété chronique. Le prurit fait savoir parfois l'impossibilité d'exprimer ses propres sentiments; il traduit les tendances agressives et, en fin de parcours, l'autodépréciation face aux actes manqués (*Staphysagria*, *Natrum mur.*, *Ignatia*).

Dans la zone lombaire, les sensations exprimées seront la courbature, le tiraillement, la pesanteur, la gêne ou le raidissement. C'est le coup de barre à la colonne vertébrale, de cette échine qui soutient le corps, distribue l'énergie, la puissance d'agir, de faire face au danger, au besoin. La région lombaire est le reflet du courage, de la lutte dans les entreprises, s'en plaindre est l'image de l'échec, de la révolte ou de l'effondrement (ne pas avoir les « reins solides », avoir les « reins cassés »).

Mais la prédisposition à la fatigue n'est pas la chose du monde la plus également répartie. La forme des visages est, pour Corman, « un bon miroir de la résistance à la fatigue[1] ». Les visages ronds portent le signe d'une large ouverture, les instincts s'expriment ici sans retenue, les récepteurs sensoriels du visage (yeux, nez) sont résolument ouverts à la vie; les lèvres généreuses, carminées, traduisent la gourmandise, la sensualité, les dispositions aux colères passagères, l'ouverture foncière vers le concret. Ce sont les êtres qui se retiennent difficilement de parler ou d'agir. A l'opposé, les visages rétractés ou triangulaires, à large front, ont fait connaissance avec la fatigue tôt dans l'enfance. Les émotions les traversent de part en part et l'empreinte affective devient indélébile. Les lèvres se sont vite fermées au verbe. Le corps frustré s'est recroquevillé pour offrir moins de prise au monde

1. Corman, *Morphopsychologie*, Éd. Stock.

extérieur. Ils ont connu dès leur plus jeune âge la douleur, l'insomnie, le mal à la tête et ont été précocement confrontés à la difficulté de vivre, à la perception douloureuse, à l'économie des attitudes. Ces sujets maigrissent à bas bruit, longtemps avant que les symptômes d'une maladie n'éclatent. Pour se protéger, ils construisent leur « coquille refuge » ; ils choisissent leurs objets, le cercle restreint de leurs affections et deviennent prisonniers de la routine. Leurs peurs élèvent, jour après jour, le mur d'une douloureuse solitude. Le moindre écart alimentaire les indispose, tout devient motif de retour en arrière. Ils sont peu ouverts aux idées des autres par limitation spontanée des échanges. Ils censurent sévèrement l'usage de l'alcool, du tabac, et appréhendent l'épuisement sexuel. L'affectivité peut être douloureuse et intense. Le visage est marqué, les traits s'accentuent, les lèvres se pincent, surtout la lèvre supérieure, ce qui traduit la limitation de l'expression orale. Le vieillissement se marque de façon précoce dans la sévérité des traits, leur donnant un aspect d'« étoffe usée » (Corman). La fatigue devient la rançon des efforts douloureux d'adaptation à la vie.

La profondeur des blessures enfouies est telle qu'elle n'autorisera jamais d'expression ouverte et libre. On est devenu — comme le dit Arthur Janov[1] — « prisonniers de la souffrance » à force d'en avoir trop subi l'emprise et de ne pas s'en être dégagé à temps. Cette souffrance accumulée accélère beaucoup le vieillissement. Les hormones de stress sont produites et entretenues par le réflexe conditionné des sentiments de peur. Les attitudes défensives se mettent en place. Chaque situation nouvelle réveille l'inquiétude sur les visages. On s'est habitué à vivre au passé, et, tant qu'il n'est pas résolu, on ne sait pas vivre au présent. Une vie placée sous le signe de la lutte sera vite la proie de l'usure, parce que la biologie est là et que la non-satisfaction des besoins ouvre la porte à tous les maux.

1. Arthur Janov, *Prisonniers de la souffrance*, Coll. « Réponses », Éd. Laffont.

Le traitement de la fatigue est presque toujours source de déception puisque l'on atteint toujours les effets et rarement les causes. Les mauvais esprits affirment que l'on fortifie davantage le corps médical ou pharmaceutique que le patient lui-même ! Les bénéfices sont éphémères, comme escortés par la lecture du dépliant publicitaire, et les rechutes rapidement désespérantes.

Heureusement, les méthodes de psycho-relaxation viennent au secours des tensions psychiques. L'homéopathie, elle, renforce les défenses, recharge lentement le corps, réamorce les énergies et réconcilie avec le goût d'entreprendre ou d'espérer, par une meilleure stimulation de l'élan vital.

La fatigue physique et psychique trouve son illustration thérapeutique avec *Arnica*. C'est le remède des contusions, des drames du corps et de l'âme, des situations extrêmes. Les grandes ecchymoses de la vie ont eu pour effet de faire plier l'échine, de s'isoler et se retirer comme pour avoir la paix. La fatigue va revêtir l'aspect de l'indifférence ou de la misanthropie. La blessure poursuit jusqu'au lit : on s'agite, on ne connaît plus le repos nocturne. On remue sans cesse comme si le lit paraissait trop dur.

La tête peut être chaude, mais le nez est toujours froid. L'isolement confine parfois à la stupeur. On reçoit mal ceux qui vous aident, et tout spécialement le corps médical. Le sommeil, auquel on aspire, n'est jamais réparateur. Les rêves sont pénibles : ce sont des cauchemars chargés de terreur ou d'angoisse de mort. *Arnica* est le plus étonnant pansement de l'adulte qui a subi dans l'enfance d'impressionnantes effractions affectives (séparation, disputes, abandon familial). Un adolescent sourd-muet, privé de l'appel au secours, confiait qu'à l'âge de trois ans, pour déjouer sa terreur de la nuit, il répandait au sol des morceaux de papier en ligne droite qui lui permettaient de contrôler les intrusions dans sa chambre. L'angoisse à cet âge ne connaît pas de mesure (surtout si le manque de respect pour l'enfant est important) et toutes les querelles vécues au cours de la croissance se transforment, chez *Arnica*, en rêves symboliques d'animaux, de voleurs, d'agression par la foudre, de mort ou de peur d'être enterré vivant.

Gelsemium est le remède de la peur existentielle, de l'appréhension, de la rentrée scolaire et de l'autorité sous toutes ses formes. C'est le remède des effets traumatisants du cambriolage chez les personnes âgées, qui permet d'écarter, avec *Arnica*, d'authentiques lésions du corps (atteintes vasculaires ou dégénérescences cancéreuses). L'existence est, à ces moments, remplie de dangers.

Les épuisés affectifs bénéficieront d'*Ignatia* ; chez eux, séparation, deuil se traduiront plus en silence et soupirs qu'en larmes et paroles. La peur existentielle, celle de toute atteinte à la vie ou de l'abandon, frappe durement *Arsenicum album*.

Quant à la peur panique sans cause, celle de l'inconscient qui se précipite dans d'éprouvantes phobies (espaces étroits, hauteur) elle appelle *Aconit*. La fatigue a ici le sens de l'effraction énergétique violente par peur de toute situation qui pourrait être fatale. Peur et douleur gagnent une intensité parallèle. L'agitation s'installe comme la seule réplique à l'angoisse de mort. La foule semble écraser. La hauteur devient précipice redouté. Une rue animée provoquera la grande inquiétude du risque fatal. Ce sont des sujets à grande surexcitation nerveuse : un rien les fait sursauter. La peur ne peut se juguler que par les mouvements de fuite. Le cœur est toujours présent : c'est le messager de la menace irraisonnée qui pèse sur la vie, et la moindre douleur s'accompagne d'engourdissements, de fourmillements, de picotements, symptômes de la peur de mourir dans la spasmophilie. On comprend alors qu'ils courent plus qu'ils ne marchent et ont des défaillances physiques spectaculaires qui les font chanceler. Leur équilibre, il va sans dire, est toujours précaire.

La fatigue d'*Aconit*, c'est la capitulation devant le pouvoir exorbitant de l'angoisse.

Plus pathétique est la fatigue de *Causticum*. Chez lui, la peur s'installe au crépuscule, cette ombre ennemie qui a inquiété depuis l'enfance. L'amoindrissement physique se traduit ici par une abnégation, un altruisme total, une sympathie sans limite pour ceux qui souffrent. C'est le cas du conjoint qui maigrit de dix kilos lorsque sa femme se fait opérer, de celui qui s'émeut davantage, dans la salle d'attente, des faiblesses de l'autre que des siennes propres, et qui s'inquiète de la santé du médecin au lieu d'évoquer la sienne, comme si sa propre défaillance tournait à la plainte indécente !... Le malheur d'autrui est source de compassion ; il égalise les droits et les destins : c'est sa participation à la souffrance universelle.

Une forme paradoxale de la fatigue — mais bien à l'image de notre société — est la précipitation des comportements animés par cette fameuse *peur du temps qui passe* et de tout ce qui paraît inachevé par rapport aux rigueurs impitoyables de l'horloge. C'est ici l'investissement obsessionnel dans un perpétuel branlebas de combat, et le tiraillement entre ce que l'on veut faire et ce que l'on doit faire. Si l'agitation motrice de l'enfant est naturellement entretenue par le niveau sonore traumatisant (*Tarantula hispanica*, *Kali bromatum*), l'adulte cultive l'agitation du corps, rend responsables les rythmes imposés de la vie quotidienne, sans soupçonner qu'il en est l'instigateur. C'est le cas d'*Argentum nitricum.* Emprisonné dans le fiévreux tourbillon de la vie, il voudrait terminer avant d'avoir commencé ; ses valises ont été bouclées fiévreusement trois mois avant le départ ; dès avril, il dévore les guides touristiques des vacances d'été et aborde le premier jour de celles-ci avec la hantise du retour. C'est l'impulsif qui préfère se calmer davantage par le mouvement que par quelques minutes de paix morale ; il fuit ainsi la joie de vivre et devient prisonnier de lui-même, impitoyable univers égocentrique d'agitation et d'usure.

CÉPHALÉE ET STRESS

Le stress, mal de civilisation mystérieux, définit toutes les perturbations imposées à un homme par le changement. Une grande joie, une bonne nouvelle, un baiser passionné, un contrôle fiscal, une séparation, un mariage ou un divorce, la situation de cambrioleur ou celle de sa victime, le joueur devant le tapis vert, le candidat devant la feuille blanche, l'athlète devant la compétition : telles sont les grandes circonstances où l'organisme doit faire face à des situations nouvelles, augmenter son énergie de réaction, accélérer sa respiration, ses pulsations, et mobiliser toute la chimie énergétique du corps. C'est la loi humaine de l'adaptation, celle qui transforme les diminués physiques en combattants ou en héros.

Un accident physique ou affectif peut être l'occasion d'une salutaire remise en question de la vie. En effet, celui qui perd un bras ou un membre se trouve en rupture d'équilibre et doit renouveler les données de sa vie à partir de l'infirmité. Bien souvent, ceux que l'existence frappe durement s'éveillent mieux que les autres à la volonté de création : ils savent transformer leur souffrance en d'énergiques élans de dépassement. C'est cette métamorphose de l'intérieur qui fait sortir de soi et ouvre la communication avec l'ordre de l'Univers. On assiste alors à la naissance d'une personnalité nouvelle, forte et puissamment créatrice. Démosthène était bègue avant de devenir un grand orateur; Beethoven était sourd lorsqu'il composa la *Neuvième Symphonie*, et Jung était affecté d'une maladie neurologique avant d'être un lumineux analyste de l'âme humaine.

Le stress, solennel état d'alerte, douloureuse tension devant le danger, se déclenche à partir d'une sonnerie d'alarme née aussi bien d'une grande joie que d'une grande peine. Des hormones puissantes (adrénaline, noradrénaline) se mobilisent pour amortir le choc et mobiliser la résistance. Mais l'épuisement est possible, l'échec peut conduire à l'effondrement, à l'usure rapide, aux ulcères d'estomac dus aux situations de contrainte, à l'affaiblissement des glandes surrénales et aux grandes dépressions psychiques.

Le stress est la réaction qui survient lorsqu'on ne sait pas s'adapter aux situations difficiles : la mort du conjoint, le divorce, les cadences de travail, la mise à la retraite ou la quête d'un emploi, la rupture affective. Chaque être présente son point électif de défaillance à partir d'une zone plus faible, qui cédera la première (son talon d'Achille). La tension s'installe et la rupture se fait suivant une ligne de moindre résistance. Ce point faible de l'effraction humaine sera toujours, chez chacun, personnalisé et différent. Au début, ce seront des courbatures, des trous de mémoire, la sensation de nœud à l'estomac, de boule à la gorge. Puis survient la perte de l'appétit ou du sommeil. La femme convertira ses ennuis personnels plutôt en maladie de peau (herpès, pelade, vitiligo), ce prurit de l'âme que les dermatologues transforment en maladie autonome de l'enveloppe corporelle, tandis que l'homme fera, de son côté, des poussées hypertensives.

Le seul grand apaisement au stress est la confidence, la communication verbale, la relation apaisante. En vérité, l'espace de l'amour. Sans cette précieuse aide apparaissent les alertes cardiaques, l'agitation, les colères disproportionnées, les luttes contre l'entourage, le désespoir, et, à long terme, l'anéantissement et le dépérissement (ce sont les « morts vivants ») aboutissant, parfois, à la mort prématurée.

Chez les extravertis, la réponse impulsive déclenche le passage à l'acte, la justice immédiate par réaction de légitime défense (*Hepar sulfur*, *Chamomilla*, *Nux vomica*, *Aurum*, *Hyosciamus*). Ce sont ces violentes natures hypertoniques, jamais vaincues, qui préfèrent le conflit plutôt que la tolérance aux autres. Les introvertis souffrent en silence, glissent vers la dépression et la mélancolie (*Ignatia*, *Natrum mur.*, *Gelsemium*, *Phosphorus*, *Staphysagria*). Leur émotivité constitue la porte ouverte au renoncement, à la capitulation. Ils baissent les bras, la tête : ils « démissionnent ».

Le stress est donc le grand révélateur du comportement chez l'homme. Il est l'écho de ces affrontements où les dominateurs seront sans pitié pour les dominés. C'est sans doute la femme qui paie, sous forme de migraine, sa plus lourde participation à l'adaptation. Sa souplesse, sa sensibilité seront à rude épreuve au cours des temps forts de la vie : enfance, puberté, rencontres sexuelles, mariage, grossesse, ménopause, qui sont des zones de fragilité relative où la joie de se réaliser s'accompagne toujours de prise de responsabilités. C'est la grande rencontre des droits et des devoirs, de la vie à donner ou à défendre, de l'anxiété face à la protection de la santé qui mobilise de puissantes vertus.

Le stress majeur de la femme se situe dans l'attente d'une grossesse qui consacre sa féminité. 30 % des cas de stérilité sont médicalement inexpliqués. On voit des ovulations bloquées sans cause hormonale, et le blocage s'accroît à mesure que l'attente se prolonge. Les explorations gynécologiques ne peuvent traduire l'imposante réalité : les traumatismes émotionnels de l'enfance ou du présent perturbent l'ovulation, modifient la courbe thermique et entraînent une mauvaise qualité de la ponte ovulaire. Ce dysfonctionnement ovulaire s'accompagnera de tension mammaire, premier symptôme d'autres affections du sein. Les transplantations embryonnaires (bébés éprouvette) sont entourées de réelles difficultés. L'engouement de la méthode ne donne que 20 % de résultats chez la femme car, si la transplantation est réussie et l'accompagnement hormonal bien en place, c'est toujours la maturation de l'ovule qui est en cause, suivie des troubles hormonaux de la nidation. La progression de l'ovule reste dépendante de la crispation viscérale, et parfois même des sécrétions vaginales ou utérines qui ne joueraient pas, pour des raisons inconnues, leur fonction d'accueil. Les hautes techniques hormonales ne couvrent pas le champ idéal ou absolu de l'espoir féminin : on voit des stratégies de relance suivies d'épuisement de la fonction hormonale et de désagréables réactions secondaires.

Les tranquillisants d'appoint essaient de lever l'obstacle de cette anxiété de grossesse mais installent dans une dépendance de pharmacologie.

L'art homéopathique, sans atteindre des réussites en série, a résolu des stérilités par les tandems : *Staphysagria-Ignatia* (l'attente anxieuse de la grossesse), *Thuya-Conium* (l'échec dépressif de la femme servante de l'espèce), *Chamomilla-Colocynthis* (les spasmes de l'appareil génital et le prolongement à distance des refus de féminité ou le fait de certaines règles douloureuses), *Ferrum-Sepia* (les congestions veineuses pelviennes, frein à une bonne irrigation du secteur ovarien).

Les méthodes de relaxation sont indispensables pour la femme en attente de grossesse si l'on situe le stress dans ses vrais lieux d'origine : le psychique, l'émotionnel. (Le psychique concerne l'ensemble de la personnalité dont l'émotionnel fait partie.)

La réflexion introspectée, saine permet aussi d'améliorer considérablement la physiologie. L'esprit, introduisant de nouvelles valeurs plus justes, peut modifier l'évaluation du vécu et apaiser, de ce fait, les assauts de pensées négatives, regrettable facteur de situations d'échecs[1].

Des structures féminines adolescentes longilignes (Phosphoriques) ont des pubertés tardives et souffrent de mauvaise régulation hormonale d'origine mentale (anorexie) ou hypo-

1. Paul Diel, *Principes de l'éducation et de la rééducation*, Payot.

physaire (*Caulophyllum*, *Natrum mur.*, *Silicea*). Certaines femmes rondes, un peu lymphatiques, ont des migrations ovulaires indolentes, une hyperacidité de sécrétion propres à leur constitution (elles sont un frein à l'accueil des spermatozoïdes). Les flux menstruels trop abondants caractérisent un franc déséquilibre hormonal (*Calcarea carb.*, *Natrum carb.*, *Ferrum metallicum*) que l'on corrige par un apport glandulaire vers le récepteur, alors que le trouble se situe, en réalité, au niveau hypophysaire.

L'expérience du stress commence tôt dans l'enfance. La réalité psychique de l'enfant s'inscrit autour de la *peur* et de ses mécanismes de défense. Sa colère, sa sensibilité l'exposent à l'agitation, à la mobilité, à l'anxiété, qui prennent vite, au regard des adultes, le nom d'instabilité ou d'inadaptation, alors qu'il s'agit d'une intensité émotionnelle mal vécue tout à fait légitime. Et la migraine s'installe dans la protestation entre l'angoisse d'être rejeté et le désir de s'affirmer, d'être reconnu pour ce que l'on est, et de croître naturellement à son rythme.

La crise d'asthme illustre bien les retentissements physiques de la tension psychique de l'enfant. Le monde scientifique s'est justement mobilisé autour des composantes allergiques de cette affection (allergie aux poussières, pollens, microbes, produits capillaires ou industriels) ; mais la réalité, l'intensité de la gêne respiratoire restent bien sous la dépendance du psychisme individuel. L'enfant ne sait pas expectorer, rejeter ses sécrétions (et ses émotions), se dégager, en fait, des facteurs polluants de toute sorte !

Il est conduit rapidement vers la détresse respiratoire, mais là encore, le comportement ne sera pas égal. Certains enfants généreux, puissants, forts dans les jeux, connaîtront un encombrement proportionnel aux colères entretenues (*Chamomilla*). L'enfant introverti, talonné par la préoccupation obsessionnelle de la réussite sociale, par l'environnement familial, fera des crises déterminées par l'anxiété scolaire. On voit de nombreuses situations respiratoires contrôlées par de puissantes médications sans qu'aient jamais été pris en considération certains éléments déterminants : la jalousie pour la présence de la petite sœur, le refus d'un maître ou, pire encore, le complexe d'abandon (les enfants hospitalisés dans les premières semaines de leur naissance connaissent là leur première angoisse). Plus grave est la crise d'asthme d'*Arsenic album*, grand effrayé de la nuit, de l'ombre, d'une mort toujours présente qui le hante en secret. L'enfant Causticum, peureux le soir ou dans l'obscurité, refusera les cures climatiques les plus bienfaisantes, son mal asthmatique s'aggravera s'il doit être séparé de sa famille, et sa pensée inquiète ne saura se détacher des siens, surtout des plus âgés, dont il redoute la fin prochaine. Ces jeunes angoissés de la vie surprennent par leur caractère méticuleux, ordonné, et par l'arrangement inquiet de leur vie quotidienne. Sans les clefs du psychisme, messages constamment formulés et si peu entendus, toute action thérapeutique sur l'asthme perd sa dimension personnalisée, réelle, authentique.

Le stress creuse au troisième âge les grands sillons de l'atteinte vasculaire. Les agressions répétées créent la rupture des barrières de sécurité, favorisent les maladies de dégénérescence et les risques de cancérisation.

La frontière entre santé et maladie se situe au niveau du cerveau de part et d'autre d'une fragile barrière capillaire, tandis que s'installe ailleurs le fléchissement des différents appareils (reins, poumons, cœur, organes sensoriels).

Les lésions ne semblent trouver, chez ces malades disciplinés de la consommation médicale, que l'appui des vasodilatateurs ou des libérateurs d'oxygène au niveau cérébral, et l'anxiété psychique d'une fin prochaine alourdit la lenteur des réactions physiques. Apaiser la peur existentielle (*Argentum nitr.*, *Arsenic album*, *Ambra grisea*), renforcer les défenses vasculaires (*Aurum*, *Arnica*, *Secale corn.*) sont une véritable politique préventive du stress qui conduit à des vieillesses sans désespoir.

Le stress est un événement inévitable ; c'est une excitation indispensable à la stimulation de la survie physiologique. L'homme en a besoin pour vivre et maintenir un bon niveau de vigilance. Il est le puissant stimulant qui dynamisera pour franchir les obstacles, rendre les espaces du dedans et du dehors libres et praticables. Les civilisations de confort, les systèmes sociaux qui prennent en charge l'individu de façon excessive, surprotectrice sont mauvais. Ils anesthésient la réaction individuelle et développent de dangereux arts de vivre voués au maintien de besoins hypertrophiques. Tandis que la dynamique vitale est réduite, les défenses, par surprotection, s'affaiblissent. Le résultat est une aliénation d'une ampleur insoupçonnée : au lieu d'aider l'homme à dépasser ses conflits, on le freine dans son « élan évolutif », nécessité biologique que Diel a mise au rang des autres pulsions humaines fondamentales (pulsions matérielles, sexuelles)[1].

Bien qu'il soit un élément des plus importants de la croûte terrestre, le magnésium semble faire de plus en plus défaut dans les besoins quotidiens. Cet élément de la cellule prend une importance égale à celle du phosphore et du calcium. C'est un élément de « vitalité » cellulaire, anti-infectieux, anticancéreux, anti-athéromateux ; il est surtout le régulateur du système nerveux, de la contraction musculaire, de la détente du système nerveux autonome. Les carences constatées autour de ce minéral sont le fait d'une mauvaise élimination et d'un mauvais équilibre de transmission à travers le cycle minéral-végétal-animal, favorisé par l'excès d'engrais potassiques dans l'agriculture. Ces carences magnésiennes favorisent le terrain des sujets hypersensibles à la douleur, frileux, très améliorés par le mouvement ; ces sujets se plaignent souvent de grandes douleurs abdominales et des contractures musculaires, des crampes dans les mains, dans les avant-bras, avec des douleurs névralgiques, sciatiques ayant la particularité de s'amé-

1. Paul Diel, *Principes de l'éducation et de la rééducation*, Petite Bibliothèque Payot.

liorer au mouvement. Ils présentent des désirs singuliers de chocolat dans la période prémenstruelle (*Cedron, Magnesia phosphorica*).

Aliments riches en magnésium
(en milligrammes pour 100 g de substances)

Farine d'avoine :	110	Blé entier :	133
Germes de blé :	342	Seigle entier :	130
Haricots secs :	156	Lentilles :	101
Pois :	149	Amandes :	251
Noisettes :	140	Noix :	134
Gruyère :	123	Chocolat :	293

Aliments pauvres en magnésium (idem)

Pain blanc :	12	Abricots :	10
Oranges :	12	Pommes :	8
Tomates :	10	Laitue :	17
Cervelle de bœuf :	7	Œuf entier :	11
Lait de vache :	11	Beurre :	1
Vin :	15	Bière :	8

Deuxième partie

LES BLEUS DE L'AME

« L'homme se découvre quand il se mesure avec l'obstacle. »

Antoine de SAINT-EXUPÉRY, *Terre des hommes*

Pour la plupart des auteurs, la céphalée est l'aboutissement secret des chocs douloureux, des contusions morales : ces détériorations passagères ou durables du psychisme humain. Bien entendu, ces bleus de l'âme ne sont pas perceptibles sur un électroencéphalogramme, et les juges d'instruction ne les tiennent jamais pour délit bien que leurs conséquences sur la biologie, la santé et même la vie soient considérables.

Notre vie est un affrontement quotidien. A tout moment, nous sommes freinés dans nos mouvements naturels, notre besoin de liberté, nos réflexions. Des circonstances surgissent chaque jour qui installent plus souvent en situation de défense que d'attaque et nous assurons, parfois à grand-peine, notre équilibre, hésitant entre le désir et la peur de vivre. Pourtant, on ne trouve sa mesure que par ses propres dépassements, et non pas par les seuls buts que la société propose. On peut y tendre concrètement si la volonté sait creuser les voies pour s'élever, s'affirmer vis-à-vis des autres, et affronter ce monde extérieur responsable de vagues d'hostilité. Hélas ! si l'esprit sait se nourrir des délicates sensations et perceptions qui portent à apprécier le réel, il se laisse aussi envahir par les pressants appels à la consommation, ces conditionnements de la société qui bousculent notre fragile équilibre. Le malaise des temps modernes associe précipitation, inquiétude de l'avenir et dénigrement, en apparence, de certaines valeurs. Le psychothérapeute américain Alexander Lowen a justement dénoncé cette façon d'être, faite de « faux-semblants » : semblant de rire, d'être « décontracté », « jeune » dans le sens du « mouvement », ce qu'il a appelé la morale du « fun »[1]. C'est un comportement artificiel où l'on perd de sa vie, de son authenticité, de sa vérité humaine en acceptant de camoufler ses émotions sous un masque obligé. C'est la sophistication vaine qui en fait cache bien une profonde peur de vivre, une somme de tensions considérables accumulées, l'incapacité à se laisser aller, à être tel que l'on est, simplement. Avoir mal à la tête, c'est ne pas être en accord avec soi-même.

Les sens sont dominés, la publicité nous possède ; nous sommes tenus de « faire » de l'argent pour le dépenser aussitôt, et ce à n'importe quel prix... Elle nous expédie par paquets de cent dans les îles lointaines et par paquets de mille sur les pentes neigeuses, ou bien encore en masse compacte dans les grands magasins. A l'appel du plaisir, le choix est vite orienté. On s'introduit dans une voie vouée aux avatars naturels, aux difficultés, et la jeunesse ne sait plus supporter la souffrance, ce mal étrange qu'elle demande à la science de négocier. Les femmes revendiquent de plus en plus souvent le droit à ne pas souffrir lors de l'accouchement. Elles choisissent l'anesthésie péridurale pour ne pas vivre cet instant et pour pouvoir mener de front, en même temps qu'elles accouchent, d'autres occupations de la vie quotidienne. Les méthodes de psychorelaxation sont abandonnées au profit de l'anesthésie qui ôte toute solennité à l'acte. Loi du plaisir, volonté de ne pas souffrir : on perd l'objectivité et surtout le temps d'explorer son propre continent intérieur, ses frontières, ses limites. Nous méconnaissons notre corps, cette maison qui abrite l'intelligence de la vie.

Certes, les instincts portent naturellement vers ces « buts »,

---

1. Alexander Lowen, *Le Plaisir*, Éd. Tchou.

ces conquêtes du moment. Cette précipitation sous l'emprise des pulsions éloigne des bases et de la connaissance indispensable de soi, ressemblant fort à une fuite. A la marée des désirs s'oppose l'océan des obstacles. Notre humeur s'aigrit et toute la vie s'en ressent. Certains heureux caractères font face en s'épargnant tout sens tragique : ce sont les optimistes qui ont fait le choix d'aborder les difficultés avec bonhomie et d'envisager toujours les solutions favorables. Ceux-ci demeurent calmement convaincus que l'on peut réparer le mal, gardent le regard ouvert vers le monde et sont toujours bienveillants à l'égard des autres. Ils savent ne pas s'enfermer dans la douleur du moment.

A l'opposé, les pessimistes ne vont voir que les ombres portées sur la vie ; ils perdent vite courage et l'incertitude les habite. Ils cherchent constamment un appui, tel l'enfant la protection de sa mère ; leur attitude est timide, hésitante, inquiète, à l'affût de l'hostilité, des dangers ou de l'agression des autres. Rien d'étonnant à ce que la vie, à travers des chances apparemment égales, voie le monde se diviser en attaquants et défenseurs ; elle donne le privilège aux forts et laisse s'installer la crainte dans le camp des faibles. Ce combat profond est le fameux *struggle for life* dont a parlé Darwin, cette manière où chacun s'engage à se construire ou accepte passivement de subir.

Mais les dispositions à l'anxiété ne sont pas tout à fait un hasard. Le destin octroie à la naissance des natures optimistes, à l'humeur régulièrement souple, mobile, acceptant facilement les moindres modifications d'ambiance. Leur contact sera bon avec le monde environnant ; ils passeront facilement de la tristesse à la gaieté. Ce sont les ronds, pour lesquels la présence active l'emporte sur la réflexion méditative. On les pressent à ce que l'on peut bien appeler leur manifeste « bonhomie ».

Les autres, longilignes, minces, étroits de corps, semblent habités par l'humeur froide et distante, et paraissent peu réagir à l'environnement. Leur sensibilité semble secrète, mystérieuse : ici, on choisit le repli sur soi, le malentendu, la réflexion douloureuse. L'intériorisation est marquée, le sujet a un contact difficile avec la réalité immédiate, vivant un peu ici et un peu au loin, sans faire vraiment corps avec lui-même.

Selon les analystes de la conscience (Freud), les ennemis de l'ombre, ces fantômes intérieurs qui nous hantent, sont bien plus à redouter que ceux de la société. Il y a, dans les profondeurs de l'inconscient, des empreintes psychiques fortes, refoulées, et la personne telle qu'elle apparaît au regard des autres n'est que la partie découverte de l'iceberg. En dessous, il y aurait un immense réservoir de désirs, de conflits, de répressions, de pulsions et d'interdits. Les désirs s'y trouveraient heurtés, écartelés, refoulés ou seraient sublimés ; cette partie profonde de l'inconscient, bousculée lors des heurts de l'enfance, marquera par ses empreintes l'adulte, prisonnier de son passé. Et l'on voit tous les jours des comportements qui pourraient sembler absurdes ou aberrants, et qui sont en fait le prolongement direct des censures de l'enfance : de cette étonnante « présence du passé » que Janov évoque et qui nous aura « impressionnés » à jamais [1].

Ainsi l'histoire de cette patiente, farouche travailleuse, qui avait vu son enfance marquée par les soins donnés à une mère asthénique et à un père toujours souffrant. Invariablement attirée par ceux qui souffraient, elle multipliait les échecs amoureux. Chaque échec aurait dû éveiller sa conscience mais toutes ses tentatives se ressemblaient : elle poursuivait l'impossible relation avec l'homme-image du père. C'est ce qu'on appelle la « compulsion de répétition » ; tout le travail évolutif et libérateur consiste à lever ces conditionnements aliénants dont on ne s'est jamais défait.

Pour les physiologistes, la vie intérieure est sans cesse influencée par l'état présent des fonctions organiques. Que survienne un trouble et nous voilà dans l'impossibilité de vouloir, d'agir ou de penser.

1. Arthur Janov, *Empreinte*, coll. « Réponses », Éd. R. Laffont.

Les déficiences organiques, les carences minérales répercutent instantanément leurs effets sur le comportement psychique. Chez certains, la perturbation pourra être minime, la cause déclenchante à peine perceptible, et voilà les dispositions à l'angoisse se réveillant à l'occasion d'une très légère défaillance. L'émotion refoulée s'en prend aux organes, contracte les muscles et oppresse lourdement. La recto-colite hémorragique en est un bon exemple. Cette affection, redoutable atteinte des muqueuses digestives, est le reflet d'une capitulation passive chez un sujet dépressif, intelligent mais inadapté aux responsabilités ; la localisation au côlon devient cette mort partielle, consentie face à un inconscient mal intégré et surtout mal identifié. Au lieu d'une saine révolte, c'est la soumission, le retour contre soi, le refus des choix ou des actes manqués : c'est l'ulcération.

Voilà deux horloges du système corps-esprit qui ne peuvent pas exister l'une sans l'autre. Le système neurovégétatif devient le carrefour des fausses routes et le mode de transmission des mauvais circuits. Le salut ne pourra venir que de la fuite ou de l'agressivité — fortement exprimée — ou de la recherche d'assistance. C'est alors l'inhibition, la prostration où déjà la mort s'installe. Nos réactions corporelles sont les reflets de cette adaptation laborieuse. On a besoin de manger parce qu'on se croit faible ou menacé. Les soupirs, la toux nerveuse, la boule au larynx, la crise d'asthme : autant de moyens d'exprimer notre peur de vivre. Et l'on comprend qu'actuellement il n'y ait pas de guérison de la maladie asthmatique par une approche de la seule composante allergique. On retrouve dans la crise respiratoire les attitudes défensives, la peur de l'échec, l'oppression affective ; la nocivité du monde extérieur vient sans cesse se conjuguer aux ennemis intérieurs et les réactivent de façon épuisante.

On peut dire qu'une meilleure connaissance de soi est nécessaire pour entrevoir ces coupables qui ne viennent donc pas seulement du dehors. Certes, les microbes nous environnent : le bacille de la diphtérie se trouve dans la gorge de l'homme de la rue, mais c'est l'équilibre psychique qui a le pouvoir de le rendre inoffensif ou menaçant. L'acné est une affection bien connue à staphylocoques, mais l'intervention antibiotique est loin d'assurer tous les succès. Les poussées douloureuses surviennent chez les adolescents qui ont un mauvais équilibre hormonal ou nutritionnel et qui s'extériorisent mal (*Hepar sulfur*, *Staphysagria*). L'homme doit se servir de ses poings mais aussi des ressources secrètes de son psychisme. L'immunité par anticorps se développe autant dans les lieux mentaux que dans les cellules du sérum.

Cette connaissance de soi ne doit pas devenir une introspection tyrannique, une lutte serrée contre ses faiblesses. Elle doit chercher à interpréter les délicats mécanismes et à les traiter avec plus d'humilité et de souplesse que d'exigence. L'esprit cartésien cherche à tout quantifier, tout étiqueter. L'angoisse, la peur, la colère ne naissent pas souvent, comme on le croit, dans la tête : c'est le ventre qui est le véritable siège des émotions profondes, « viscérales ». Mais, par ailleurs, une physiologie troublée (une déficience rénale, un engorgement hépatique, un mauvais état du côlon) peut modifier les états d'âme et singulièrement égarer le médecin de l'esprit.

L'homéopathie agit différemment. Elle capte et décode le langage du vivant. Elle recherche l'homme — nous l'avons dit — derrière un tissu, un organe, car chaque homme est unique. A partir de la maladie manifeste, elle remonte vers le psychisme conscient et inconscient. Elle est à l'écoute des significations cachées derrière le symptôme exprimé.

La vie, la maladie ne s'expliquent jamais que par les réactions d'un homme, être vivant, pensant, souffrant. Les « bleus de l'âme », blessures et contusions représentent ces premières atteintes à la sensibilité, ces souffrances du psychisme qui vont s'alourdir en intensité. Ils trouvent leur secours symbolique sous la forme d'une délicate plante des montagnes, l'*arnica*, qui a pour vocation de soigner ces contusions de l'âme et du corps, et permet aux faibles de redresser le front et le regard vers le haut. Grand remède des traumatismes, des fractures, il cicatrise en *15 CH* ou en *30 CH* ces grandes plaies de l'âme qui ont pour noms deuil, abandon, solitude, toutes situations intolérables.

Tous les âges de la vie bénéficient d'*Arnica* : l'enfant qui achève mal le trimestre scolaire après avoir été un brillant espoir ; l'adulte qui traverse les laborieuses étapes de sa vie professionnelle et se plaint de douleurs irréductibles ; le migraineux qui ploie sous l'effort cérébral prolongé ; la femme qui déclare ne plus rien supporter ; le troisième âge, maltraité par les violences de la rue, les relations avec l'administration, la solitude.

Oui, les plus émouvants maux de tête prennent secrètement racine à partir de ces véritables « bleus » intimes et enfouis : chocs affectifs, frustrations personnelles et obstacles professionnels, qui hypertrophient toute réaction et conduisent vers le pathologique si un pansement ne vient à temps assurer la cicatrisation. Et la tâche de la médecine doit être préventive, en respectant les identités et la diversité humaine. Pour l'heure, elle a accepté une solution collective : le bandeau ou ces cache-misère de l'âme qui déforment le symptôme maladic sans l'adapter à la réalité de l'homme malade.

NE PAS PERDRE CONTACT AVEC LA VIE

La connaissance de soi et de son propre univers, toujours quelque peu troublé, est le plus sûr moyen de prévenir les grands désordres psychologiques et d'épargner les médications héroïques ou la chimie majeure du cerveau. Chercher à se comprendre, c'est fournir un effort de clarté qui permet de vaincre deux grands ennemis secrets et redoutables : la *vanité* et la *peur d'exister*. L'un précipitera vers l'agression et la conquête, l'autre mettra en position d'assiégé. Les deux sont responsables de besoins élargis, de vécus douloureux, du goût amer des pensées négatives. L'un reporte au-dehors ce qui le gêne, explose, l'autre ravale tout, se mutile. Entre le transfert extérieur des conflits et le refus d'adaptation, la voie moyenne et mesurée de la juste expression est, pour chacun, à découvrir.

La vanité

Derrière la vanité se profile la perte de l'objectivité qui éloigne du contact avec le réel. La vanité, cette suffisance de soi, est de se croire, au fond, inégalable. L'appréciation du réel sera faussée; soit on dévalorisera l'autre en se considérant supérieur, soit on le survalorisera par des élans de confiance injustifiés. Lorsque l'évaluation est clairvoyante et que la motivation est bien déterminée, l'équilibre est à l'abri des défaillances. La maladie est l'expression d'un désordre intérieur qui associe malaise et angoisse : c'est la peur de vivre. (Lorsque l'esprit est juste, que le corps est bien nourri, connu et reconnu, l'affrontement de l'homme à la réalité devient alors possible[1].) Une amère subjectivité s'installe, ainsi qu'une mauvaise évaluation du monde et de soi ; les points d'appui deviendront les cordes tendues de l'esprit et on sera ce mauvais joueur (ou perdant d'avance) qui s'efforce de tout obtenir, de gagner à tout prix. Pour cela, on fera sentir sa force aux plus faibles. Avec le faux prétexte d'objectivité, la raideur s'installe, cette mauvaise pente du jugement où l'erreur est mal perçue et va de pair avec une certaine dose de mauvaise foi : ce sera toujours la faute de l'autre.

Ce sentiment de supériorité peut devenir redoutable, depuis l'enfant qui ne manifeste pas de tendresse pour ceux de son âge, jusqu'à l'adulte impulsif qui se livrera à des règlements de compte meurtriers, sur la route ou pour une simple place de parking. Une autre attitude consiste à convertir tous ses échecs en malaises pour asseoir son influence sur le cercle de famille, polarisant ainsi, de façon délibérée, l'attention des autres. La force vaincue devient égocentrisme, appelle l'indulgence par de persistants symptômes du corps. A tout moment, les sentiments d'infériorité peuvent être de redoutables aiguillons du comportement humain. L'attrait du profit matériel s'installe en fardeau dans la mesure où l'on ne sait plus voir la route, celle de la communication et des joies qui consistent à donner aux autres et échanger, au lieu de se défendre ; en bref, sentir mieux et penser moins.

Dans un jeu de mots (qui provient du génie de la langue française), entre penser et panser, le docteur Aroukh, psychanalyste, rappelle que lorsque l'humain est chassé de son royaume du « sentir » et s'engouffre dans l'enfer du « pen-

1. Paul Diel, *Psychologie de la motivation.*

ser », c'est qu'il y a une blessure de l'âme qui demande à être « pansée » pour cicatriser et faire moins mal. L'homme est un univers complexe où s'affrontent des souffrances subtiles offrant des données trompeuses à l'observateur. La pensée de Descartes a séparé à tort le soma de la psyché ; si, pour atteindre la vérité, il convient de se défaire par la réflexion de toutes les opinions reçues, le fameux « *Cogito ergo sum* », le « Je pense, donc je suis », cette scission entre l'âme qui pense et le corps qui perçoit les malaises a engendré des confusions autour de la notion d'unité humaine : la médecine psychosomatique est née à partir d'elle.

Des expressions et degrés sont à formuler dans l'expression des désordres de la santé.

Une maladie peut être organique, réelle. Elle concerne le corps physique fait d'une poussière d'atomes et de molécules regroupés en tissus différenciés qui constituent les organes, les différents systèmes : c'est la réalité moléculaire chromosomique héréditaire. Dans l'exemple d'une toux, si l'atteinte est tuberculeuse, elle peut s'accompagner de saignements, d'amaigrissement, de lésions.

La maladie peut être psychosomatique : elle concerne l'imaginaire ; on l'appelle maladie par sympathie (sympathie = souffrir avec l'autre). Elle réalise l'identification au modèle, au malade, à l'objet d'amour ; on devient comme lui (aimer, disait Freud, c'est devenir ou faire comme). La souffrance se confond chez l'être vivant doté de langage de mots, donc de silence et de retenues, avec le sentiment de perte ou de deuil. Tel est le sens de la toux de la jeune fille qui est restée au chevet de son père tuberculeux pendant un mois, un an ou plus ; à la disparition de celui-ci, la toux s'est installée : processus d'identification fréquent sur un terrain non affecté jusqu'alors.

La maladie peut être symbolique, à partir d'un texte pour l'étudiant en médecine, d'un rôle pour un jeune acteur, un message est venu s'installer en force dans le mental, le sujet s'éloigne du réel, comme pris à son propre jeu ; à l'image de l'hypnotisé, il devient le robot d'un mental auquel il laisse tout pouvoir et qui va l'amener à prendre pour soi un texte dont il n'est pas l'auteur. C'est le symptôme de toux-suggestion que l'étudiant ressuscite après avoir longuement étudié la pathologie respiratoire ; ou de l'acteur qui revit la toux pathétique des héros romantiques. Ces symptômes échappent entièrement à la conscience et la conduite relève alors de la psychiatrie. On s'invente des personnalités à défaut d'avoir connu l'espace où se détermine une personnalité véritable.

Les trois registres, réel, imaginaire, symbolique, peuvent être concernés ; l'atteinte peut ne toucher qu'un seul étage mais se répercuter sur les deux autres, entretenir degré, intensité, gravité, voire être confondue dans une même expression clinique (la toux) sans que le médecin ait pu dépister l'origine des symptômes souvent voilés. Méconnaître un diagnostic lésionnel est une authentique préoccupation de la médecine, mais méconnaître les autres voies (imaginaire et symbolique) est un bien grand danger pour le malade. Les psychiatres et la médecine homéopathique s'efforcent de percevoir cette vérité qui cherche à s'exprimer à travers les symptômes.

La peur d'exister

La peur de vivre est bien la seconde menace, l'ombre qui pèse le plus sur le comportement humain. C'est l'embarras pour s'ouvrir, tendre la main, s'abandonner à la vie et de se faire du mal. On appréhende d'être reconnu et rejeté par les autres. C'est le chemin de la démission. L'identité devient flottante, on hésite, on ne sait plus faire ses choix, on se « laisse tomber ». Déploiement obscur ou négatif de l'énergie employée à seule fin de se défendre comme l'animal, mais non plus comme un homme. De la dépréciation à la dépersonnalisation, on s'achemine vers l'idée fixe, l'angoisse, la mélancolie, voire les pensées suicidaires. Pour ne pas perdre contact avec la vie, il convient d'analyser ces états et de parvenir à une meilleure acceptation de soi, d'avoir le courage de voir ce qui fait mal, de le démasquer. Ces victimes de la démission de l'âme appellent le secours des psychologues, relaxateurs, psychanalystes et psychiatres ; elles sollicitent l'assistance des thérapeutiques douces qui restaurent une meilleure image de soi sans avoir à subir d'aliénation chimique supplémentaire. Car l'assistance peut aussi se faire par la voie infinitésimale : l'homéopathie se propose de réduire les hypertrophies d'un moi qui ne parvient pas à faire de vraie place aux autres ni à trouver la sienne propre. Elle se fixe aussi comme objectif d'ouvrir les voies de l'audace aux faibles, ceux qui sont habités par le sentiment de l'échec, de l'inadaptation, les complexes d'infériorité. En soutenant les comportements, en réduisant les intensités, elle raccourcit la durée des thérapeutiques de l'esprit, lourdes et parfois aliénantes. Elle effectue aussi un réglage respectueux de la plante humaine. Les moyens de parvenir à la santé ne doivent pas être l'objet de débats académiques ou de controverses partisanes. L'homéopathie peut demeurer un mystère, voire un urticaire intellectuel pour certains défenseurs de doctrine : les praticiens, médecins, vétérinaires qui l'appliquent auprès de leurs malades ne renonceront jamais à leur pratique dans l'attente d'une consécration scientifique propre à satisfaire les sceptiques, pendant que les autres thérapeutiques croissent en toxicité et en risques secondaires.

HYPERTROPHIE ET VIOLENCE

« On a une névrose pour avoir méconnu les lois fondamentales du corps vivant et s'en être éloigné. »

JUNG,
L'Homme à la découverte de son âme

Agressivité et colère

La colère n'est pas un fait nouveau sous le soleil ni dans l'histoire de l'humanité. Elle est la rupture d'équilibre la plus spectaculaire, la plus explosive de l'état émotionnel. La congestion cérébrale est si forte que les vaisseaux peuvent même se dilater dangereusement. La rougeur ou, pire, la pâleur apparaissent, les muscles se nouent, on est parfois inondé de sueurs. La nature humaine semble, de plus en plus, exposée à subir les orages de cette courte folie où l'on cherche à dominer, à briser les résistances, à afficher une supériorité sur l'autre. Présentée comme une réaction de défense à visée justicière, elle se prétend libératrice, mais elle s'oriente vite vers la représaille et la souffrance, et ce sont souvent les colères refoulées qui alimentent à distance les maux de tête.

Il existe des natures chez lesquelles prédomine habituellement cette disposition. C'est le tempérament colérique décrit par Hippocrate. L'impulsion à la puissance est si forte chez eux qu'elle s'applique à tout vaincre, à tout surpasser. Le colérique qui ramasse un caillou, une pierre sur sa route le rejette furieusement devant lui comme pour écarter un obstacle à sa marche en avant. L'émotivité le pousse à l'action. Il y a peu d'évaluation de risques, et l'exécution suit sans délai le désir. Si les difficultés s'accumulent, la rage viendra même exalter sa volonté de puissance. Ses ressources se mobiliseront ; il fera sienne la devise de Danton : « De l'audace, encore de l'audace, toujours de l'audace ! » C'est cette terrible exaltation, ce feu du verbe qui allume l'incendie chez les autres. Mais il y a aussi des colères qui ne sont pas caractérielles mais justes et respectables. La colère est une émotion profonde, naturelle et légitime. Entraver son expression chez l'enfant, c'est l'atteindre au plus vif de son être. La vie à la recherche d'équilibre doit s'accommoder de certains élans d'émotion. On sait que souvent la dépression est une colère rentrée et retournée contre soi de façon destructrice, à partir de situations qui nous échappent.

L'expression des émotions, bien canalisée, est le vrai remède d'une dépression lorsque l'énergie du sujet n'est plus inhibée et retrouve son propre élan. La colère est souvent le reflet d'un intense gaspillage de forces, d'un infantilisme sans contrôle. Mais sous cette impulsivité s'abritent d'autres traits fâcheux : la volonté d'être le redresseur de torts, le justicier en armes, celui qui affirme en public son hostilité envers les autres et qui, déjà, cherche à blesser par l'éclat du regard. Chez l'enfant, la colère se déclenche à propos d'un rien, de circonstances futiles ; l'œil brille, le verbe monte, une irrésistible grossièreté éclate.

L'enfant *Stramonium* semble lutter contre la moindre récrimination en frappant, en proférant des injures. L'esprit s'est nourri de terreurs nocturnes, d'affreuses visions qui sont d'éphémères élaborations délirantes chez l'enfant. La colère est un délire furieux : véritable tempête sous un crâne, et pourtant c'est ce même enfant qui a peur de l'obscurité et réclame une veilleuse auprès de lui. La colère est donc de la peur. Cette disposition à la terreur se déverse par la violence sauvage d'un verbe déchaîné. La grossièreté du langage est l'expression des hallucinations, renforcées par la peur du noir, avec parfois ce regard fixe, des exaltations effrayantes.

Certains sujets alterneront les épisodes de nonchalance provocatrice avec des flambées de véritable cruauté verbale, et leur grossièreté sera encore plus généreuse à l'encontre de ceux qu'ils aiment bien. On retrouve ici l'ambivalence des crises affectives. L'enfant *Anacardium* est partagé, déchiré entre la haine et l'amour, et l'adulte prolongera cette discontinuité dans un vécu fait de ruptures. L'amour est une nécessité biologique vitale : si les besoins ne sont pas satisfaits, l'enfant entre dans un état de rage.

Le drame est que celui-ci se sent coupable de la haine éprouvée contre ceux qui ne satisferont pas son désir, et il ne se sentira pas digne de leur amour, écartelé entre la vérité de ce qu'il demande de tout son être et la répression d'un sentiment d'agressivité démesuré et intolérable. C'est la frustration qui ravive toute l'angoisse de mort.

Mme M. assume la charge d'un foyer où vivent deux garçons et une fille handicapée; elle est la secrétaire et le soutien d'un mari commerçant très épris de ses affaires; elle doit s'occuper de tout, des clients, du foyer, du ménage, de sa fille handicapée. La voilà dépassée par ses tâches multiples; elle se déprime dans une première phase, développe, dans une deuxième phase, un syndrome asthmatique sévère. Elle nous explique : « Comprenez-moi, docteur ! je ne peux plus répondre à tout, tout le monde s'appuie sur moi et je ne suis aidée par personne; tout et tous reposent sur moi, c'est très lourd. » Et elle ajoute : « J'ai tout fait pour mon enfant, j'ai tout fait pour ma maison, j'ai tout fait pour mon mari, je n'y arrive plus, je n'en peux plus. »

Devant ces tâches trop lourdes, rien d'étonnant à ce qu'elle étouffe pour exprimer son marasme, mais devant donner davantage et ne le pouvant pas, elle somatise de tant faire et tant supporter et dans cette phrase inconsciente : « J'ai tout fait pour... », on pouvait l'entendre dire : « j'étouffais » pour mon enfant, « j'étouffais » pour mon mari et ma famille. A travers le langage apparaît un cri d'alarme. C'est un bateau qui chavire et qui coule, qui lance son SOS, dernier message à décoder.

Le surmenage est ici évident. Ce « j'ai tout fait » s'adresse à une oreille avertie. Mari ou médecin, ce message ou cette lettre en souffrance doit arriver à son destinataire. « Mon ami, occupe-toi un peu plus de moi et ménage-moi si tu veux sauver ton navire et son équipage. » La tâche du médeçin est double, soigner et traiter ce corps qui souffre, et être intermédiaire, messager ou interprète de ce corps « en souffrance » en attendant le « bon traitement » du mari. Ce partenaire et complémentaire qui s'était engagé pour le meilleur et aussi pour le pire.

Il serait injuste d'impliquer cette patiente dans un rôle « hystérique » jouant la comédie pour influencer son mari et sa famille. Le médecin pourrait être irresponsable dans le même sens à l'égard de ce langage inconscient s'exprimant dans un langage de détresse, car dans un deuxième temps le symptôme s'enfoncera dans l'organicité. Au début, tout est verbe, et le verbe-protestation s'est installé dans la chair, et si la solution thérapeutique, l'attention requise ne sont pas accordées, le système neurovégétatif enregistrera la plainte dans le cortex « le corps-texte » (docteur Aroukh), et l'on voit s'installer la crise d'asthme pour dire « j'ai tout fait », la diarrhée persistante avant de devenir cette colique chronique pour dire « Vous m'... », des mains visqueuses, malodorantes de transpiration pour dire « Vous me faites suer », « Je me fais des cheveux blancs », « Je me fais de la bile », « ... du mauvais sang », etc.

Telle est la force du langage, message information, appel désespéré vers celui qui fait souffrir ce corps à hurler. Dans ce cas *Arsenicum album* en haute dilution apaise le « j'étouffais », cet ultime message de la mort appelée et redoutée. *Arnica* est le pansement des épuisantes épreuves et *Thuya* efface l'idée fixe, ce regard obsédé sur la difficulté quotidienne.

Si les messages ne sont pas « décodés », on joue des rôles : on passe du rire aux larmes, de l'amour à la haine, de la maladie non traitée à une future fin de vie, le destinataire n'est pas touché mais c'est le porteur du message qui est anéanti.

En dehors des maladies héréditaires, infectieuses ou organiques, on peut considérer les maladies psychosomatiques comme un message réactionnel à une situation pénible, l'être parlant s'exprime par un mot ou un jeu de mots, le centre du langage transmet au système neuromusculaire les maux et les « malentendus », et le chagrin incarné devient alors maladie organique et irréversible, où le patient est victime des aveugles et des sourds qui l'entourent.

Ce réel insoutenable oblige parfois à s'éloigner, à fuguer : les riches font un voyage, les « lettrés » lisent un livre, les infortunés font un séjour plus ou moins long dans la maladie, d'autres font des épilepsies psychosomatiques, c'est leur façon à eux de faire des « absences », et si « partir c'est mourir un peu », ou « mourir c'est partir un peu », tel est le sens de ce mot du départ qui s'est traduit par l'« étouffement » devant les faits, la somatisation lente ou mort lente, parfois à l'extrême ; le suicide ou mort rapide qui surprend tout le monde et fait enfin passer le message de la victime. C'est bien le corps qui s'exprime par les mots, se voit contraint de s'exprimer par des maux, car il n'a plus le choix.

Entre aimer et haïr, la balance oscille, et l'enfant, divisé, deviendra un adulte instable, peureux ou agressif, pour n'avoir pas été reconnu pour ce qu'il est réellement. Pour Montaigne, « la chose la plus importante du monde c'est de savoir être à soi », et d'éviter, par la maladie, ce conflit entre le réel et l'irréel. *Anacardium orientalis*, en conflit avec sa mère, alterne la nonchalance et la violence. La nuit, on voit chez *Anacardium*, par le somnambulisme ou l'agitation, se manifester les actes manqués du jour. C'est le remède des fuites de mémoire qui déclenchent la fureur contre soi, de ces vides accusés de l'esprit où le verbe sort mal, éteint par l'émotion, tandis que le visage est marqué de tics vengeurs. Le besoin de jurer, de blasphémer caractérise bien l'état mental d'Anacardium, dont les foudres s'apaisent, curieusement, en passant à table... *Anacardium orientalis* est ce remède des gens lents qui entretiennent parfois la haine, le besoin de lancer des injures exprimant à la fois le manque de confiance en soi et l'opposition aux autres en se donnant deux volontés, « celle de ne pas voir ou de tout agresser ».

Nux vomica est le remède le plus franc de la disposition colérique. Il se comporte dans la vie comme un authentique redresseur de torts. C'est l'image la plus puissante de la colère par décharge adrénalinique chez un nerveux, bilieux, sanguin : le chef, l'homme d'action qui ne reconnaîtra jamais ses torts. La sensibilité est hypertrophiée à une perception aiguë du monde extérieur, des erreurs des autres et des obstacles qu'il croit être le seul à maîtriser. Exigeant, insatisfait, son autorité s'exprime par un impitoyable esprit de contradiction et d'intolérance. C'est l'homme des menus détails, des statistiques. La colère est ici l'uppercut nécessaire à la marche en avant. Les lenteurs de l'administration, le temps perdu par certains le mettront hors de lui. Entêté parce que responsable, il ne supporte aucune opposition et semble éclairer la justice de son seul poids. L'obstacle, chez lui, fait naître l'impulsion à agresser tout ce qui lui résiste ! Authentique prophète des désastres économiques, responsable persévérant, sa seule volonté est d'avoir le dernier mot grâce à la colère, destinée à stimuler l'action et à dénoncer les incapables !

Par bonheur, tous les *Nux vomica* ne s'expriment pas toujours les poings en avant... Cette disposition se rencontre surtout chez les amateurs de cuisine riche, d'alimentation lourde et carnée, les francs buveurs. Ce sont, par ailleurs, leurs écarts alimentaires, leur goût des mets relevés qui mettent leur humeur en bataille, les crispent dans l'action et les rendent intolérants aux autres. L'intellectualisation, l'expérience sociale modéreront leurs élans, mais le besoin de débattre, d'avoir toujours raison sera présent. Les vicissitudes de la vie professionnelle attisent les fureurs latentes. Ce sont les petits obstacles de la vie quotidienne qui les déchaînent. Ils parviennent à rester maîtres d'eux-mêmes sur le lieu de travail mais se révoltent contre les intimes, le milieu familial. On reconnaît leur appellation *Nux vomica* à cette perception aigrie du réel et à cet acharnement autour du présent économique : ils deviennent d'impitoyables censeurs, à l'affût du petit détail, le doigt constamment pointé sur l'erreur !

Les douleurs de Nux vomica sanctionnent l'anxiété et l'énergie dans l'action (la rage d'avoir raison). Ils feront exploser leurs intolérances par des céphalées, des nausées, de vigoureuses crampes d'estomac, des douleurs de vessie, et de rageuses contractures du dos et des jambes, sans oublier des secousses nocturnes des membres inférieurs. Et ces séquences douloureuses ne promettent pas des relations médecin-malade faciles.

La colère d'*Aconit* est d'émotion pure, plus inconsciente que rationnelle. Elle est moins verbalisée que celle de *Nux vomica*, mais elle se convertit en agitation, phobie, douleur intolérable. Cette peur intensifie les registres de la douleur. Elle est cette pesante perception des dangers de l'existence qui oblige à agir ou à fuir. La marche en avant est une fuite nécessaire, et le pas a la puissance de l'angoisse qui le nourrit. Elle est cette peur indéfinissable qui se confond avec la douleur, la violence et la colère. Les variations atmosphériques ont toujours une influence sur le comportement d'*Aconit*, surtout quand on va vers le froid, la bise ou le vent. (Les vents froids venus de l'est déchaînent les malaises.) Ce registre émotionnel élevé permet de traiter avec *Aconit* certains états maniaco-dépressifs où le besoin d'agir, d'entreprendre de ces grands anxieux sera suivi d'un état de lassitude et d'une inertie impressionnantes, accompagnées d'engourdissements ou de sensations de mort imminente.

Ignatia, *Lycopodium*, *Staphysagria* entretiennent dans leur mémoire des chagrins silencieux qui les fâchent et d'abord contre eux-mêmes ; ils donnent ainsi la mesure de leur impuissance à agir et développent, de façon différée, de lourdes susceptibilités.

Arsenic album a toujours eu une agitation mentale bien supérieure à sa faible résistance physique. Il semble même que l'affaiblissement vital accentue la mauvaise humeur, l'impatience et la disposition à se fâcher. Ce sont des personnes qui s'irritent du désordre, de la confusion, et demeurent troublées ou aggravées jusqu'à ce que tout soit remis à sa place. La maladie accroît leur exigence auprès de leur entourage. Ils répugnent à parler, mais ils ne perdent jamais le besoin de critiquer. Pour *Arsenic album* comme pour *Lycopodium*, la colère est la dernière étincelle d'une énergie qui s'éteint. L'intelligence intacte aura le sens du mot vengeur ou de la réplique humiliante et précise.

Chamomilla, *Cimex*, *Pulex* sont des belliqueux qui calment leur fureur en brisant ou en cassant des objets. *Hepar sulfur* entretient des intentions homicides derrière une inquiétante nonchalance, et le feu s'installe dans son regard comme l'éclat d'une justice immanente. De lourds complexes d'infériorité l'habitent et son hypersensibilité au froid, à la douleur, au toucher déchaîne chez lui le passage à l'acte. Il devient un justicier sans appel qui peut tuer, et parfois mettre le feu dans un acte vengeur. Quant à *Tarantula hispanica*, il est cet adolescent qui explose dès qu'on effleure son échine.

La colère est génératrice de troubles de santé lorsqu'elle n'est pas la juste décharge de l'émotion vraie. Elle est l'aboutissement de tensions accumulées qui auront l'effet d'une bombe à retardement. Ses effets, proches ou à distance, s'étendent de la maladie psychosomatique aux états lésionnels : congestion et sidération de l'esprit, rigidité, esprit de combat, hypertension, insomnies, névralgies faciales rebelles.

Les « pansements » homéopathiques constituent une délicate individualisation de ces « bleus de l'âme » ; ils sont correcteurs de cette enfance flouée qui a superposé les cicatrices émotionnelles. Car sous la braise de la colère sommeillent les farouches dispositions à la contradiction au nom du bon droit ou de l'esprit critique. Certains ne cessent de trouver partout des fautes de goût ; pour eux les théories générales ont toujours besoin de quelque ajustement. Il faut surtout y voir l'opposition systématique à ce que font les autres. Celui qui contredit est un intolérant qui ne supporte pas que sa parole soit mise en doute (*Nux vomica*). Il se refuse au compromis ou à la conciliation et tiendra toujours en réserve la violence ou l'agressivité.

Aurum est ce sujet qui, en prenant de l'âge, perd l'élasticité de ses artères et la souplesse de son esprit. Il accable sa famille de son autorité et ses colères sont de droit divin ; mais derrière la stature jupitérienne percent le désespoir, le dégoût de vivre et le constat de ce qui échappe à ses pouvoirs. Ce vasculaire autoritaire intransigeant accablera de tyrannie les affections et les amitiés les plus sincères. Sa susceptibilité, sa rigidité appellent en renfort *Staphysagria* et *Nux vomica*.

Derrière la disposition colérique s'abrite aussi le sentiment d'orgueil de celui qui s'aveugle sur lui-même et cherche à écraser la valeur d'autrui. Parfois stimulant de grands actes, sentiment élevé de dignité, rarement force de caractère véritable, l'orgueil est l'abri souterrain des sentiments d'infériorité, qui tend à distribuer des rôles. Ce faisant, on minimise celui des autres et cherche à imposer son goût du commandement, par peur précisément de s'en voir imposé... On voit ainsi des dirigeants au pouvoir devenir des tyrans, des défenseurs de la foi par l'épée ou par le feu, persécuter la vie d'aujourd'hui au nom des valeurs de demain. Des femmes s'investiront dans des rôles de compétition et de lutte sociale, et rivaliseront avec les hommes dans l'affirmation de soi ou dans l'autorité.

L'orgueil est une prison. On s'accorde le droit d'être différent du grand nombre. On s'approuve soi-même sans condition et on se tient prêt à dire non en toute circonstance. Le plus farouche orgueil naît naturellement de l'impuissance ; il s'hypertrophie avec les obstacles. Il n'est pas surprenant de retrouver *Lycopodium* dominateur par sa juste perception des situations, sans avoir les moyens de la défendre. Ses vigoureuses colères sont des débordements de faiblesse indignée autour des valeurs à défendre (et d'abord la sienne). *Sulfur* perd un peu le sens de l'objectivité : ses réalisations ne sont pas toujours à l'image de ses promesses ! Il porte sur son front la solennelle couronne de ses mérites, optimisant tout sous sa force rayonnante. Il voit beau tout ce qui ne l'est pas et met un point d'honneur à le faire triompher. Ses fautes de goût sont à la mesure de sa suffisance.

Certains disent que toute maladie serait en étroite relation avec une arrogance cachée. Elle apparaîtrait comme le refoulement des désirs d'expansion de l'individu. C'est le cas de *Platina* chez qui l'orgueil atteint le sommet d'une tour d'ivoire. La vision normale du réel se dissout peu à peu, et l'on voit des réactions disproportionnées de l'humeur : hilarité excessive, peur irraisonnée et surtout tendance à l'exagération, à se croire supérieur aux autres, à voir curieusement les objets, les écritures ou les êtres humains plus petits qu'ils ne le sont... et à être parfois engloutis par ses propres angoisses, à faire du mal à ses propres enfants, par exemple.

Lachesis, à l'heure de la ménopause, sera assaillie par une conscience exagérée de sa personnalité. Ses sentiments hypertrophiés trouvent leurs racines dans la puissance vasculaire : orgueil, soupçon, haine viennent habiter son esprit musclé. La féminité en métamorphose perd son esprit de tolérance, prend le goût du pouvoir. On rejette l'estime des autres et d'abord du mâle, et la société se divise en deux camps, violents protestataires et humbles soumis.

Raideur et susceptibilité

> « Il y a des gens qui ont la susceptibilité de l'huître ; on ne peut y toucher sans qu'ils se contractent. »
>
> Paul-Jean TOULET

La susceptibilité est cette blessure tenace de la sensibilité, proche de l'orgueil. Elle est disposition à tout prendre mal et à éclater pour la moindre blessure d'amour-propre. Elle installe l'ombre dans son propre territoire ; c'est la façon de se sentir écorché vif pour de petites causes, le mot maladroit ou la réflexion insignifiante ressentie comme un coup de poignard. Et nul ne peut mesurer les effets secondaires de cette douloureuse décharge d'adrénaline. On subit l'humiliation jusque dans sa peau (prurit), dans ses muscles (contractures). *Nux vomica* est toujours disponible pour l'offense spontanée et l'esprit de contradiction ; il tient toujours en réserve un large lot de critiques qu'il assènera à quelqu'un qu'il aborde pour la première fois... Une manière de bienvenue comme une autre... Mais c'est *Staphysagria* qui est le champion incontesté de l'humiliation sociale. Non seulement on est pâle, abattu, les yeux cernés, mais on est surtout trop faible pour se battre ou laisser éclater sa colère. On se sent indigné et, à l'intérieur, tremblant. Les colères contenues deviennent des plaies de longue durée ; sans le secours de la verbalisation, on voit s'installer des pathologies à distance, on assiste à des symptômes de compensation : prurit sans cause, démangeaisons sans lésion ou reprises désespérantes d'affections cutanées. *Staphysagria* définit chez l'adulte le volume de frustration pure connue par l'enfant, dont les conséquences échappent souvent à l'esprit clinique. La mémoire peut devenir défaillante suite à l'indignation, elle occulte le présent et rejette, désorganise la perception du réel. Le mal de tête-revendication est présent, il succède aux reproches ou aux contrariétés, donnant parfois le relai à la stupeur. Prurit et rougeur des paupières viennent escorter le regard blessé.

Ce sont bien là, en fait, les éruptions de l'âme mal combattues par les dermatologues. Il est difficile d'approcher les susceptibles enveloppés de leur silence. Ils se plaignent parfois de tremblements intérieurs sans laisser apparaître la moindre contraction musculaire ni le plus minime sursaut cutané. Ce sont des contractures de revendication et l'âme froissée s'est installée dans la raideur. Tout est tapi dans l'ombre, et cette réalisation incertaine du sujet susceptible mobilise de nombreux phénomènes de compensation (boulimie que l'on maîtrise par l'abus du tabac, etc.).

Mme L. se présente pour des céphalées et des règles douloureuses, négociées par les calmants habituels, compliquées de cystite chronique avec urines sanglantes qui l'obligent à renoncer peu à peu à toute thérapeutique. A cette douleur périodique s'ajoute une tension occipitale douloureuse d'origine manifestement psychique. L'interrogatoire révèle qu'au début de sa vie conjugale une déception de taille est apparue : la mère du mari, non prévue dans le contrat conjugal, était un bastion inexpugnable, présent dans la maison et hantant les lieux et les esprits. Son corps réagit et s'oppose dans un refus, par des règles douloureuses et une vie sexuelle difficile; obstacles qui s'atténueront, parfois, lorsqu'elle sera sollicitée dans la vie professionnelle par son époux industriel. *Staphysagria* et *Colocynthis* ont effacé la douleur de la tête et les règles douloureuses.

Ignatia a une susceptibilité à rebours, à l'image de son esprit peuplé de rétention affective : son mental se tapisse douloureusement d'émotions et de chagrins. Elle se laisse gagner par la mélancolie, les soupirs, le repli solitaire. La tristesse occultée lui tiendra lieu de compagne. Le silence favorise d'épuisantes excitations mentales; l'imagination est aliénée par l'investissement affectif et bouscule peu à peu l'équilibre. L'offense d'un jour, absorbée en secret, resurgit lors de circonstances inattendues ou futiles. Le paradoxe éclate, comme pour égarer les faux esprits et ne concerner que les regards complices. Un rire incoercible apparaît aux circonstances tristes; on passe du rire aux larmes; on se jette dans des unions hors de rang, épousant soudain un homme de trente ans son aîné... Plus rien ne vous arrête. Les sujets *Ignatia* qui sont présents lors d'une attaque à main armée dans une banque, dans une rue, portent secours à tout le monde, le rire aux lèvres, et font leur dépression... huit mois plus tard.

Les goûts alimentaires, à l'image de l'instabilité générale, se teintent chez Ignatia de fantaisie ou de paradoxes. Les intolérances digestives d'un jour se convertiront, le lendemain, en aliments recherchés. (Celle qui se sentira astreinte à une vie de régime face à un époux pénible recherchera par ailleurs les plats riches, le petit salé, le chou au gras et, comble du paradoxe, se mettra à fumer pour ne pas affronter le tabac des autres.)

La susceptibilité de *Lycopodium* revêt le caractère des affaiblis du corps, restés intellectuellement intacts. Le support de la santé physique se dérobe sans leur faire perdre la lucidité ni le sens des vastes horizons. Les colères rentrées éclatent brusquement et prennent le caractère d'une véritable explosion émotionnelle. *Lycopodium* vit à distance. C'est le rétracté mental, le révulsé de l'intérieur qui nourrit des passions lourdes et des malentendus sans fin. C'est une corde sensible qui se sent toujours tendue, sur le point de rompre, et met un temps fou à réparer des plaies perpétuellement vives.

Pulsatilla, doux personnage au visage vite inondé de larmes, aura la révolte soudaine et inattendue des sujets soumis. L'irrésolution, la résignation se transforment brutalement en un farouche entêtement qui se traduit par une puissante chaleur à la tête. Soumise à l'autorité de la mère, principal personnage de son existence, elle réagit par une vive susceptibilité à l'égard de tous ceux qu'elle tient en haute affection. Car l'attachement est sans partage pour *Pulsatilla*. Elle vit dans la crainte d'être rejetée, délaissée ou abandonnée... Pour elle le territoire de l'affection est sans partage.

La susceptibilité comme la colère peut être la flamme qui alimente la cruauté, la malveillance. Elle est chez les enfants l'escorte naturelle de la turbulence ou de l'autoritarisme, des sentiments d'infériorité, voire d'une précocité sexuelle, symbole de virilité triomphante et de domination. Elle n'est qu'agressivité, rapport de force qui cherche à rejeter la tendresse, l'abandon ; elle est faiblesse cachée. Cette cruauté fait apparaître les tendances à la perversion, les penchants aux mauvais traitements que l'on fait subir aux faibles, aux animaux, avec le plaisir sadique de soumettre l'autre à la torture physique ou morale. Elle s'accompagne de contentement sournois à percevoir le malheur des autres, de rire là où la décence recommanderait la modération. Bien entendu, ces oppositions sont tenues cachées et n'explosent pas avec la régularité de l'horloge, mais elles n'en gagnent pas moins en puissance dans les périodes de secrète rétention. C'est un abcès qui s'enkyste à bas bruit dans les sociétés où les individus sont peu portés à la tolérance.

Chamomilla a gagné d'incontestables galons dans le comportement de l'enfant. C'est le grand modérateur de l'impatience, cette mise à feu instantanée de la mauvaise humeur. On a affaire ici à l'enfant insupportable, grincheux, qui réclame tout ce qu'il voit et se met en colère si l'on refuse de le lui donner. Il est pénible à vivre par sa fureur et ses cris, et sera le champion du coup de pied et de l'invective. Mais une situation thérapeutique étonnante intervient car, porté aux bras, conduit en poussette ou en voiture, il se calme peu à peu. Si le coup de froid peut déclencher des douleurs abdominales, c'est la chaleur qui allume le mental de Chamomilla avec ce refus obstiné de parler. Notre société s'élargit de ces grands enfants, de ces adultes impulsifs dont la plainte quotidienne sera : « Je ne supporte plus rien », explosion de cette intransigeance qui se nourrit à l'égard des autres. On s'agite, on se durcit, on devient rigide, l'appréciation objective se perd, le silence s'installe, escorté de grandes douleurs abdominales, de dérangements gastriques ; l'image de ce spasme naît avec la colère et l'impatience. Non seulement on réclame l'anesthésie générale à la moindre douleur dentaire, mais on éclate en véhéments propos, en vocabulaire insolent ou grossier. C'est la manière éclatante d'exprimer son intolérance à la douleur, et plus durement dirigée encore vers ceux qui ne souffrent pas. La conduite automobile est, pour eux, apaisante et les défoule, alors que pour Nux vomica, elle est l'occasion de furieux débordements.

Lachesis, puissante nature, est habitée par une susceptibilité pointilleuse. Elle se laisse facilement envahir par la méfiance, le soupçon, et a de grandes dispositions à tout prendre mal, à contredire et critiquer, surtout si l'alcool vient ajouter son rôle d'exaltation en lui faisant perdre la maîtrise de soi et le respect des autres dans le déchaînement du verbe... Certains degrés de tension aboutissent au rejet des bonnes conduites sociales et à une dangereuse inadaptation. Dans ce rapport de force qui exclut la tendresse le sujet, loin d'être affaibli intellectuellement, met au contraire son intelligence au service de mauvais instincts.

Derrière ces sentiments s'abritent les traits confus d'une sexualité tourmentée. On voit l'esprit de destruction se manifester sous forme d'actes de violence gratuite, de vol ou de vandalisme. Mais comme la violence ou l'hypertrophie ne peuvent pas être toujours exprimées, l'opportunisme reprend le dessus, les élans de l'homme bon et sincère s'installent en souplesse, mais l'œil conserve toujours l'éclat ou la brillance des pensées troubles. Certains ont voulu voir, dans ces attitudes de perversion, des impulsions innées constitutionnelles. La plupart de ces déviations instinctives sont acquises. Si leur traitement est difficile, on peut atténuer les hypertrophies, assouplir les sentiments d'infériorité et les tendances à la dépréciation agressive autodestructrice (*Hyosciamus*).

Les signes d'inflation psychique constatés au cours de l'adolescence se retrouvent singulièrement au troisième âge. Avec *Staphysagria*, *Anacardium orid.*, *Hyosciamus* et surtout *Tarentula hispanica*, on retrouve ces tourments psychiques alimentés par les pensées d'assouvissement sexuel ou de domination du partenaire. Rancune et ressentiment sont les expressions de ces faibles portés à l'isolement ou de ces irréductibles de la colère à faible expression orale.

Natrum mur. héberge des raideurs et des rancunes tenaces ; il se met en colère pour des riens, quand on le regarde, quand on lui adresse la parole. C'est le boudeur solitaire qui fuit les groupes et les photos de famille. Son orgueil trouve dans la solitude la meilleure position de refuge. Il ne s'accorde aucune indulgence, fuit la sollicitude et ne sait pas établir de contact avec les autres. Dans la relation avec le corps médical, le psychiatre, la confidence ne s'établit jamais et la disqualification du thérapeute est formelle, sans indulgence. Car son orgueil est grand, ses défenses faibles. Il ne sait ni parler ni se confier, l'inquiétude autour de son territoire est incommunicable ; le verbe devient un viol ou un aveu. Il fuit la chaleur sous toutes ses formes, celle du soleil comme celle de l'amitié. C'est l'homme des chagrins silencieux et du mécontentement persistant contre les autres quand on sent en soi l'inquiétude, l'insatisfaction ou l'indifférence.

Nux vomica ne dissimule pas trop sa nature agressive. Il perd facilement le contrôle de son jugement, trouve que le monde est peuplé d'incapables et plaiderait plutôt en faveur d'une justice sommaire qu'il appuie par le verbe ou l'action.

Nitric acid est le prototype du psychisme rendu amer par des défenses usées. La vie a été faite de maux, de sacrifices, et il redoute ceux à venir. On a lentement maigri. On s'est physiquement desséché. Épuisante défensive d'un esprit qui ne sait plus recevoir des joies et accepte l'amertume des retraites, la lente érosion physique se met à jeter la suspicion sur les amitiés les plus sincères et s'installe dans de redoutables aversions. Cette vie teintée de raideur s'appuie constamment sur le passé et le devoir accompli : la reconnaissance est exigée des autres comme une dette et devient motif de persécution. La céphalée exprime ici la défensive des situations sans espoir, et la désolation s'accroît avec l'atteinte de la peau des muqueuses, donnant des douleurs piquantes comme des échardes, souvent à proximité des orifices (lèvres, anus). Le corps a maigri, a perdu ses tissus de soutien et voit dans son image l'érosion l'emporter sur la cicatrisation. L'orgueil est devenu une forteresse avec des tours et des chemins de ronde où l'on assure seul la surveillance ; l'esprit se tourne vers les interprétations fausses, une excessive opinion des devoirs accomplis et le mépris de la valeur des autres. *Anacardium* et *Stramonium* ont la puissance de leur ressentiment et *Lachesis* aura des répulsions humaines tenaces.

Jalousie

> « C'est un monstre qui tourmente la proie dont il se nourrit. »
>
> SHAKESPEARE

La jalousie est une passion exclusive de l'appareil psychique qui alimente des névroses parfois dangereuses. Cet orage vasculaire intense peut effacer la sérénité et écarter l'individu des conduites morales. La jalousie peut dominer en puissance toute la vie émotionnelle.

Ce trait de caractère est d'une très grande fréquence chez l'enfant. Une chaude tendresse familiale ne saurait pour certains s'accommoder d'aucun partage. Elle peut modifier cruellement les rapports humains en fermant les cercles et en sécrétant l'hostilité. *Hyosciamus* est, dans l'enfance, l'authentique amortisseur de la jalousie agressive. Cette blessure perfide de l'amour-propre se traduit par une tendance aux injures, à la cruauté gratuite et à la torture d'animaux. Elle se prolonge loin dans l'âge adulte et rejaillit brusquement au troisième âge, lorsque les pensées de méfiance à l'égard du conjoint se teintent de perversion sexuelle. L'aberration mentale du jaloux libère une étonnante puissance musculaire et lui octroie la légitimité du châtiment.

La jalousie inspire non seulement les hostilités conscientes mais nourrit en secret le désir de nuire ou les négligences criminelles, ces circonstances où l'on se garde de signaler le danger aux autres (chute d'objets ou parcours dangereux). Si la jalousie est parfois l'occasion d'un louable dépassement de soi, d'un noble esprit de compétition, elle peut se transformer en un rapport de forces quand la suspicion choisit la défiance, les contrôles, la rigueur des preuves. Un regard, une conversation, un chuchotement, et la sympathie ou la bienveillance deviennent des éléments suspects, cela tout en s'abritant, bien entendu, derrière la règle de l'objectivité. La jalousie ne laisse aucun répit à l'existence. On doublera les sentinelles de l'esprit, on s'épuisera en vigilance fébrile et lorsqu'on se trouvera accablé, on espérera même recueillir un peu de pitié auprès des autres, point faible inavoué d'une orgueilleuse résistance. Dans tous les cas, la jalousie entretient la belligérance des esprits et installe le pied de guerre avec l'entourage. La logique est en pleine déroute et l'esprit se nourrit de complots ou d'interprétations cachées. La jalousie, sœur de la cruauté et de la perversion chez l'enfant, se maîtrise par *Hyosciamus*. Elle s'exprime ici par l'agressivité et la provocation.

Staphysagria exprime ses blessures d'amour-propre, ses passions contrariées sous la forme de besoin impérieux d'uriner : c'est le rejet brûlant des offenses. Chez *Pulsatilla*, la timidité, le manque d'audace n'écartent pas la jalousie au nom des principes... La grande inhibition sexuelle devient une migraine tenace ou un féroce entêtement. *Lachesis* et *Nux vomica* se partagent les puissantes jalousies de l'âge adulte. La jalousie éclate ici sans raison, le soupçon s'étend à ses propres amis, la vigueur vasculaire du sujet alimente l'intensité du sentiment. C'est un fleuve qui ne perd jamais de sa puissance. On déversera des critiques, on se jettera de toutes ses forces dans la recherche de la preuve, les accents les plus sincères se mêleront aux propos malveillants. Lorsque l'affrontement conjugal aura été épuisé, on verra cette puissante nature se détourner du partenaire et se jeter dans la défense des idées sociales les plus généreuses, l'ardeur politique. Remède provisoire car, si le soupçon est toujours en place, les pensées d'autodestruction s'installent, une migraine vasculaire punitive apparaît, dirigée contre les autres ou bien plutôt contre soi-même.

Ce chapitre rouge des passions trouve dans l'homéopathie une thérapeutique juste de réduction des tensions psychiques et assure en même temps la prévention des contusions... chez les autres.

L'AGITATION MODERNE

Tout le monde l'admet : la vie moderne, le stress de la vie quotidienne échauffent les esprits et précipitent les pas ; l'anxiété, cette inquiétude née de l'incertitude, semble fiévreusement s'emparer des muscles actifs du corps. Cela commence par une réaction de vigilance, puis on s'installe dans une défensive armée, une réaction excessive par rapport aux signaux reçus, et chacun, pour mieux monter la garde, donne l'impression de se disperser en tout sens. A n'en pas douter, la nature humaine s'accommode mieux de l'action que de l'attente, et l'on croit, par le mouvement, avoir autorité sur le destin. Or volonté d'agir ne doit pas se confondre avec raison et, finalement, on entretient les tiroirs de l'anxiété, les ouvrant l'un après l'autre sans jamais pouvoir y mettre de l'ordre.

La société n'est pas là pour apporter son réconfort : l'insécurité s'installe dans les villes, les violences sur les voies publiques, et jusque dans les lieux les plus protégés (banques) ; tout semble concourir à installer des agresseurs potentiels à nos trousses, les colonnes des journaux transforment le fait divers ou l'attentat en aiguillon permanent de l'inquiétude. Nous vivons dans une société où les hymnes à la paix sont souvent couverts par le bruit du canon ou de la mitraillette. Instinct de défense ou hérédité lourdement reçue, l'agitation mentale ne se distribue de toute façon pas au hasard. Certains amplifient cette disposition et deviendront des torturés par anticipation, d'autres s'y acheminent par lente érosion de leurs défenses, élargissant ainsi le cercle des élus.

L'agitation défensive d'*Aconit* est à la mesure de sa peur inconsciente. C'est la puissance de l'angoisse qui déclenche des réactions de fuite intenses et inattendues. Elle naît alors comme un incendie de forêt, le motif en est inconnu, mais il faut fuir, et il n'est pas étonnant que les espaces étroits, la profondeur des souterrains, un véhicule à l'arrêt suscitent ici le réflexe d'une fuite panique.

L'angoisse d'*Aconit* est le modèle d'une intensité insoutenable. Le cœur s'agite, le thorax est dans un carcan, le cou se sent pris par le garrot. A la faveur d'une spasmophilie, d'un déséquilibre hormonal, le passage de la paix relative à la peur panique se met brutalement en place. Les engourdissements, les fourmillements, les constrictions sont autant de signaux désordonnés de cette peur qui empêche de desserrer les liens ou de trouver l'issue. Le conditionnement s'installe, et les réflexes de fuite se réveillent aux circonstances les plus anodines. C'est la peur d'avoir peur. Sur cette précipitation se greffe une intense sensation d'oppression, la grande étreinte de ce qui devient passage étroit après avoir été libre cours, la liberté réduite à la constriction. Et plus l'environnement thermique glisse vers le froid, plus l'angoisse s'étend.

La douleur est le sursaut d'une perception vitale qui installe l'état d'alerte. Elle est cette menace aiguë à la liberté tout court. Elle exprime la terreur d'un mal indéterminé, cet ennemi invisible qui peut annoncer une fin prochaine. Fuir semble nécessaire, mais quelle sera l'issue ?

Avec *Arsenicum album*, la faiblesse a été l'escorte de toute une vie, et l'agitation sera le comportement naturel de celui qui se sent menacé. Ici, la naissance est déjà un acte de défense, l'enfance déjà teintée de prudence, d'économie. C'est l'enfant asthmatique qui ne prend pas part aux jeux mais appréhende la nuit, le lit..., la mort. Appréhension de l'arrivée de la nuit avec ses habituels ennemis de l'ombre... Attention portée à chaque geste, perfectionniste à l'occasion de l'apprentissage, la voie d'Arsenic album enfant est bordée de dangers.

C'est un patient qui, à l'hôpital, à la clinique, ne fait pas confiance à la sonnerie, exige que la porte reste entrouverte pour faciliter sa propre évacuation, son sauvetage... Il ne louera jamais un fauteuil de théâtre qui ne soit pas en bordure... La faiblesse physique fait constamment tourner un regard inquiet vers les issues de secours... L'agitation est une manière de tenter d'échapper à son destin ; le transport en véhicule apportera de l'apaisement car c'est le moyen de s'échapper ou de mettre des distances avec ce qui menace ! Les attitudes deviennent compulsives et se calment en se fixant sur les objets : on contrôle, on vérifie, on souscrit à l'ordre. Par ce contact avec le réel, on essaye d'éloigner les adversaires de l'ombre, la solitude, un mal peut-être incurable ; ici la marche en avant est une lutte moins intense, un sursaut de faiblesse devant l'unique ennemi : la mort. Cette agitation n'a pas la puissance d'Aconit ; elle est ce pathétique sursaut désespéré malgré l'épuisement, c'est l'agitation autour d'un impossible salut ; elle se manifeste par de courtes séquences car si la puissance de l'esprit est là, le corps, lui, perd ses moyens de fuite. Les crises d'anxiété poussent hors du lit, et à l'extrême on cherche à changer souvent de position sur le lit, craignant que les jambes ne permettent plus la fuite...

Argentum nitricum est l'angoissé de l'horloge. Il ne marche pas, il court ! Il est trois heures en avance partout où il est attendu ; la sensation du temps qui passe trop vite installe cette crainte constante du retard. La lenteur des autres agace, les vacances deviennent vite insupportables car le repos est superflu, indécent ; de cette façon, la « chaudière » ne se refroidit jamais... Friand de gourmandises, la moindre émotion, la pensée anticipée de l'action déclenchent chez lui un irrésistible besoin d'aller à la selle et son transit est à l'image de ses pensées, en débâcles, trombes et catastrophes. Il appréhende le vide, qui, paradoxalement, l'attire. Il évalue mal les distances, les véhicules éloignés semblent se jeter sur lui : les rues étroites, les hautes maisons lui donnent le vertige et dessinent d'écrasantes menaces.

Argentum nitricum est le remède de la précipitation chez l'adulte, mais surtout chez l'enfant dont la scolarité est rendue instable par la télévision et par un sommeil insuffisant ; il bâcle sans savoir se concentrer ni surtout achever.

Chez *Kali bromatum*, l'agitation constante s'étend aux mains et aux doigts. On répète les gestes comme dans un rituel, autour des objets, pour tenter de conjurer des peurs inconscientes. L'enfant plein d'énergie prolongera son agitation pendant le sommeil et sera hanté par des terreurs nocturnes. L'adulte en perte d'énergie s'efforcera de ne pas perdre le contact avec la vie en répétant les mêmes gestes, en maintenant les mêmes automatismes, telle cette femme qui, affaiblie cérébralement, s'employait à tout laver de ses mains dans une maison remplie d'appareils ménagers. C'est le geste compulsif qui neutralise l'angoisse.

Medorrhinum est aussi le précipité des temps modernes. Il serait volontiers noctambule, et ses gestes sont si rapides qu'il accumule les maladresses (écriture, orthographe). L'adulte court car il a trop à faire et les gens l'agacent par leur lenteur ; l'enfant est déjà en course sans même avoir entendu ce qu'on lui demande d'aller chercher ! On ne trouve plus les mots en parlant et on en oublie en écrivant ! L'agitation des mains et des pieds est le reflet de l'incohérence ; l'action, même désordonnée, permet de ne pas penser à soi et d'éviter la confrontation avec soi-même, et surtout d'élaborer une pensée ordonnée.

Lilium tigrinum semble entreprendre plusieurs choses à la fois. La sérénité ici a depuis longtemps fait place aux pensées confuses. Le besoin de mouvement, l'agitation par les pas sont nécessaires comme pour échapper à des peurs ou des malaises... Les pensées sont en désordre et la rumination du passé se mêle au présent. De singulières pesanteurs dans le bas-ventre font naître dans l'esprit à la fois les désirs et leur censure. Ces malaises qui surgissent avant les règles (besoin pressant d'uriner, palpitations) sanctionnent peut-être des pensées pénibles qui détournent de la vie spirituelle. Il faut toujours s'occuper à quelque chose comme pour éviter quelque calamité ou échapper à une maladie cardiaque ou mentale. Si les spasmes d'Ignatia menaçaient la gorge ou l'estomac, ceux de Lilium tigrinum affectent le cœur et l'installent en présence inquiétante.

Pour *Tarantula*, l'agitation des membres est à l'image des sens en éveil. Cette vigoureuse mise en tension de la peau et des antennes sensorielles injecte chez l'adolescent de l'énergie à chaque pas. La musique moderne accroît l'excitation et allume la sensualité. Il court plus qu'il ne marche et précipite son esprit dans un flot de pensées qui ont du mal à endiguer une vive sensualité.

L'agitation semble faire partie des temps modernes, elle mobilise l'énergie du corps comme pour établir des distances avec les objectifs conscients et préférer l'évasion à la pensée clairvoyante. Pour certains, c'est la fuite olympique devant le temps, ombre de la mort. Ces mouvements de dérobade devant le réel sont manifestement des adaptations désordonnées, des tourments de l'âme. L'obstacle à l'évasion prend souvent la forme d'une barre devant le front, mais la thérapeutique ne saurait être le ralentissement des conduites motrices ou le freinage de tous les élans. Elle doit être la rééquilibration personnalisée des tensions humaines à travers leurs mobiles inconscients, élucidés ou au moins apprivoisés.

BOULIMIE ET ANOREXIE
« deux faces de la même médaille »

« Ce n'est pas la souffrance des frustrations qui entraîne le trouble psychique, mais l'interdiction de cette souffrance, l'interdiction de vivre et d'exprimer la douleur des frustrations subies, interdiction qui émane des parents et qui a le plus souvent pour but d'épargner leurs défenses. »

Alice MILLER [1]

Fonction de nutrition, de réconfort, de reconstitution, la relation alimentaire exerce au niveau de l'individu une douloureuse protestation, une singulière tyrannie. Elle devient cet îlot de résistance qui peut tenir en échec l'intention médicale, car si la sensation de vide, de contraction douloureuse appartient bien à l'estomac, la perturbation du psychisme haut mérite considération. Cette relation difficile avec l'aliment est assurément une des plus profondes blessures de l'être. Elle peut devenir source de céphalées ou de résistances rebelles.

La relation alimentaire a marqué les premières étapes de la vie de l'enfant sous un regard maternel qui peut être serein, attentif ou anxieux. Ce premier contact intime et social consiste pour l'enfant à recevoir ou à refuser, à désirer ou

1. Alice Miller, *C'est pour ton bien*, Éd. Aubier.

à rejeter, mais il peut se charger de résistance psychique. Si la relation avec la mère est difficile, le contact avec la vie et l'alimentation sera le prolongement des satisfactions ou des frustrations premières douloureusement enregistrées. L'enfant précède l'adulte ; il lui délègue les instincts de jouissance que sont les plaisirs de la bouche, ceux que l'on satisfait sur-le-champ. On sait que les réactions d'alarme du corps se traduisent par des variations de sucre dans le sang et entraînent l'intervention du pancréas. Ces réactions se mémorisent et l'instabilité émotionnelle perturbe l'assimilation des hydrates de carbone (celle que les femmes reconnaissent par des désirs immodérés de sucre ou de chocolat avant les règles).

Au cours de la vie fœtale, l'existence est enveloppée d'une délicate atmosphère nutritionnelle ; l'enfant se complaît dans son œuf, il est à l'abri de tout traumatisme ou de toute variation excessive. C'est un véritable « poisson dans l'eau », l'image même de ce que peut être le nirvana hindou, l'Éden ou le Paradis.

A sa naissance, le fœtus devenu nourrisson est chassé de son paradis, il a froid, il doit respirer, se nourrir, assurer ses besoins ; il n'est plus protégé de ce monde devenu à jamais traumatisant. La dépendance à l'environnement, à l'affection et à un personnage essentiel commence, la *mère*.

Il a besoin d'être réchauffé dans les bras de sa mère, ce qui lui rappelle sa nidation d'antan ; il a besoin que la mère le regarde et lui parle pendant la tétée ; il reconnaît cette voix qui l'avait bercé dans son oasis de calme. Lorsque par bonheur il tète à gauche, il retrouve et reconnaît le rythme cardiaque de sa mère, ce qui le sécurise et lui fait réintégrer ce monde magique, l'Éden perdu de sa préhistoire.

Il devient rassasié par le lait de cette mère qui est un fragment, un morceau de lui-même, et lui permet de retrouver cette paix-régression, confort et béatitude. L'enfant, l'adolescent ou l'adulte fuit l'enfer quotidien et replonge la nuit dans la nostalgie, le rêve de ce corps maternel à jamais perdu, et qui a comblé tous ses désirs.

La faim le réveille, lui rappelle sa dépendance, sa solitude et son plaisir ; sa joie d'exister est rythmée par la présence, le geste de la *mère* qui lui assure, par le biberon ou la cuiller, sa satisfaction d'exister pour l'autre.

Ainsi s'établit cette relation floue et inconsciente autour de l'aliment et de la mère : faim, angoisse, abandon. « Quand je suis anxieux, j'ai faim, et une fois l'estomac bien plein, cette inquiétude disparaît, même si le problème non résolu reste entier. » C'est l'angoisse, ou mal de vivre, chargée de la solitude ou de l'absence de la mère, et l'aliment devient le seul antidote, le soulagement ou le bonheur fictif. Manger, c'est bien, mais c'est, pour les psychanalystes, se remettre carrément au biberon ; téter la bouteille (d'alcool), l'expression populaire dit « tâter de la bouteille ») ou « biberonner », ce qui favorise la fuite des problèmes. Dans un monde où tout devient simple et confus, on peut dormir et fuguer dans un rêve pour ne pas avoir à revivre le cauchemar d'une situation parfois insoluble. (Les hypnotiques, associés à l'alcool, sont dangereux, car ils potentialisent l'état dépressif...) Au réveil, l'anxiété conduit à se remettre à manger, à boire ou à se droguer (jusqu'à en « crever »). C'est la boulimie et ses équivalents : l'alcoolisme ou la drogue. Car le patient est un être fragile, régressif, insécurisé, anxieux, donc mal vivant. Comment retrouver la quiétude de la préhistoire et du début de la vie, sans cette régression orale, où tout tourne autour du premier paradis perdu, bercé par deux syllabes musicales : « Ma-man ! »

Les problèmes de la vie quotidienne font certes monter la tension nerveuse ; le soutien d'une tierce personne amie ou psychologue rend les problèmes moins difficiles, mais la remontée à la source est nécessaire. Expliquer ne suffit pas, revivre les difficultés pour pouvoir les comprendre, c'est la base de toute guérison. Toute autre attitude est régression, errance, fuite, évitement des problèmes et installation dans un état adulte-enfant irresponsable. Si le conjoint ou le médecin se dérobe dans son rôle de soutien, c'est la dépression exprimée par la boulimie ou l'attrait de la dive bouteille.

Cette mythologie monumentale de la recherche de la mère donne parfois à la boulimie, à l'image du corps, des dimensions impressionnantes. Le patient en souffrance s'en-« robe » (vêtement de la mère), on gagne des fesses, de la poitrine, du ventre qui chez l'alcoolique cirrhotique devient comme celui d'une mère enceinte, plein de liquide. Parfois, l'alcoolisme est une transmission familiale de génération en génération, de père en fils ou de mère en fille, c'est une image de malheur, image modèle tout à fait transmissible. Souvent l'alcoolisme reflète une soif du sein maternel tari trop tôt (sevrage précoce entraînant nostalgie et besoin incessant de boire) (*Sulfur*).

Autre source de boulimie, une mère trop généreuse, étouffante qui prend l'enfant comme instrument de jouissance, ne veut plus lâcher « son » éternel rejeton et ne veut pas voir en lui l'adolescent de demain, situation qui peut aboutir à l'attitude d'opposition de la part du patient, au « non » catégorique qui peut conduire à l'autre face de la médaille : l'anorexie et les risques pour sa propre vie. La boulimie est une authentique pathologie de la fixation orale, cette loi du « tout ou rien » qui marque parfois la démission de l'être humain.

Lentement doit s'atténuer l'idée que la variation du corps est l'image des seules calories absorbées. C'est une injure dirigée contre le patient. Derrière le bilan énergétique se profile la balance obscure du psychisme individuel, et la faim physiologique doit se distinguer de la satiété psycho-sensorielle. L'homme n'est pas un cobaye de laboratoire. Ses éléments de régulation sont infiniment plus complexes. Ce sont les centres hypothalamiques, ces lieux du cerveau où s'élaborent les émotions, les instincts, les commandes de l'ovulation, la régulation du sommeil et de la veille. C'est là que se joue la détermination entre l'utile et l'agréable, le besoin et le plaisir.

Il est peut-être facile d'observer les silhouettes, les profils socio-économiques du sujet face à l'aliment-désir, mais il est bien plus difficile de sonder son expérience, son vécu et les mécanismes secrets qui l'escortent. Il faut donc sortir des affirmations culpabilisantes et des exhortations au contrôle volontaire de ses faiblesses. Si l'obésité est un symptôme redoutable pour le corps médical, les raisons qui y conduisent sont complexes et l'homme des statistiques se trouve ici en défaut.

Derrière tout profil s'abrite l'hérédité, celle qui répartit le bonheur d'être large ou désespérément mince, celle qui fait habiter le monde des océans de gros poissons ou d'espèces plus fines.

Par ailleurs le risque de mort ou de maladie est loin de frapper tous les obèses, et la société des « surplus » doit se diviser entre les heureux de vivre et les autres. Chacun semble équipé d'un « pondérostat » variable qui règle ses niveaux de satiété et ses chances de survie. Les accrocs constitutionnels héréditaires sont parfois induits par le corps médical ou les fautes de société. La vogue des injections de cortisone, dans les affections ORL bénignes de l'enfance a alourdi l'image corporelle de certains. Les injections de corticoïdes dans les états rhumatismaux accroissent le volume du corps, aggravent les pressions mécaniques au niveau des articulations et sont néfastes à long terme au problème que l'on veut traiter.

L'incorporation d'hormones ou d'antibiotiques aux animaux d'élevage à croissance rapide augmentent la masse pondérale, certes favorable à la vente mais néfaste pour le consommateur, et l'on assiste de plus en plus à la féminisation des formes chez l'homme par l'apport indésirable de la folliculine, à la réduction de sa virilité, à l'affaiblissement du comportement psychique masculin. C'est l'installation d'une menace héréditaire de deuxième niveau, bien plus redoutable que le legs des ascendants.

L'observation quantitative de la balance des calories s'efface de plus en plus en faveur de l'observation qualitative de l'individu.

Les prises d'aliments en dehors des repas, le fameux « grignotage », sont maintenant reliées à la tyrannie des circonstances conflictuelles et aux tendances dépressives. Deux tiers des femmes inaugurent leur obésité à la suite d'un choc moral, la moitié après un épisode malheureux de leur vie génitale. Ce sont des sujets qui négocient mal leurs conflits (sur le plan mental), ont du mal à diriger leur agressivité et laissent flotter autour de leur identité des angoisses mal définies, trahies par un tissu adipeux sans fermeté. La boulimie s'installe et la céphalée devient le relais culpabilisant.

Le sujet boulimique présente souvent une structure obsessionnelle. Il appréhende les décisions, le passage à l'acte ; le transfert alimentaire reflète sa pusillanimité et ses actes manqués. Il prend du poids parce que son esprit « grossit ses fautes », et sa culpabilisation atteint et déforme l'image du corps. Comme il ne sait pas s'accepter ni briser les miroirs, il se réfugie dans l'austérité vestimentaire et fuit les lieux publics (les plages ou les piscines). Non seulement il engloutit rapidement une quantité considérable d'aliments, mais il tente parfois de lutter contre l'envahissement par le vomissement spontané ou provoqué. Chez le boulimique, on retrouve précocement dans l'enfance la rencontre inconciliable entre le désir et l'interdit qui entraîne l'alimentation en cachette et installe la culpabilisation. On se livrera à des abus de laxatifs, de diurétiques, à des jeûnes sauvages qui aboutissent au rejet du corps, au refus de la vie sexuelle, à des troubles dépressifs sévères provoqués par un esprit d'atermoiement lourdement dissimulé.

Le boulimique est rempli d'amertume au constat de l'inégalité humaine. Certains maigres affamés, les « brûleurs », sont des provocations criantes aux lois des calories ; ils sont fébriles, angoissés, deviennent désagréables à l'heure des repas. Ils peuvent engloutir sans mesure et la balance traduira une scandaleuse stabilité de leur poids toute leur vie durant. La thyroïde est leur précieux allié naturel ; elle assure les transformations métaboliques sans intervention de l'émotion et laisse le corps à l'abri de tout surplus.

D'autres naissent avec une image du corps programmée. Une inéluctable prise de poids les installera à cinquante ans dans la silhouette épanouie de leurs ascendants, comme s'il s'agissait d'un héritage irréversible, mais ils s'en accommoderont sans déchirement. Grossir, c'est afficher des réserves rassurantes aux yeux du monde (on dit un « bon gros »), c'est offrir l'image de la réussite sociale ou matérielle. Nés avec un métabolisme défectueux, ils portent leur rondeur avec grâce et optimisme.

Mais l'authentique boulimie est essentiellement le pansement provisoire des « bleus de l'âme » : elle est la faim par aiguillon nerveux, le bourreau des ravitaillements capricieux jamais vaincus par les modérateurs d'appétit qui remplissent des missions provisoires, entretiennent les contentieux et laissent les désirs encore plus insatisfaits. Jamais le malaise du corps n'a été aussi solidaire de celui de l'esprit, et il est vain de les traiter sans réinstaller leur harmonie essentielle.

Les remèdes homéopathiques s'adressent à l'instabilité d'humeur et au déséquilibre d'une personne, à l'interprétation prioritaire des signaux d'un psychisme tourmenté.

Les troubles quantitatifs les plus simples observés par l'homéopathe concernent d'abord l'absorption excessive. Il s'agit de la faim sans satiété se compliquant d'abondance et d'excès dans toute direction (régime hyperglucidolipidique excessif + alcool). C'est le déséquilibre de la ration alimentaire. Les enfants vermineux, par exemple, sont affamés très tôt après la fin des repas. Les enfants *Cina* ont un contact difficile ; ces enfants sont capricieux, pénibles à vivre, à approcher, ils refusent les caresses. Ils semblent désirer beaucoup de choses mais rejettent les objets reçus. Ils grincent des dents pendant la nuit et se réveillent maussades avec un regard un peu hébété, des cernes sombres sous les yeux. La verminose entretient une grande irritabilité intestinale et le mal de tête prend très souvent le relais de la protestation abdominale. Si la boulimie évoque la parasitose, on peut rechercher d'autres symptômes : le bégaiement, le hoquet, les besoins fréquents d'uriner, le prurit aux orifices et même les palpitations.

Antimonium crudum est l'image intermédiaire de cette

gourmandise solidement installée depuis l'enfance. C'est aussi un « boudeur » de l'existence, rapidement maussade, vite porté à grossir, et son appétit démesuré va occasionner des tendinites douloureuses au bras de la ménagère ou de la mère chargée du ravitaillement ou du réapprovisionnement des frigidaires. La nausée apparaît bien après un repas copieux, la langue se couvre de l'enduit caractéristique blanchâtre des digestions gloutonnes, mais une fois le malaise effacé, les expériences se renouvellent et les limites de satiété ne sont jamais en place.

Sa disposition chagrine est le fait de la lourdeur générale, d'une certaine somnolence, qui l'épuise par temps chaud. On peut dire que pour *Antimonium crudum*, troubles gastriques et migraines sont intimement liés au fonctionnement de l'organisme tout entier et suivent le jeu des éliminations.

Sulfur semble ignorer les difficultés des parcours les plus aventureux et sort victorieux de toutes les fautes alimentaires (le hareng-pommes à l'huile suivi d'un bourguignon, clôturé par une crème Chantilly). Victime d'une petite « famine » vers 11 heures du matin, ses faims impérieuses sont entretenues par la mauvaise régulation des hydrates de carbone.

Uranium nitricum, *Alloxane* agissent comme stabilisateurs de ces variations de glycémie, *Taxus baccata* apaise les sensations de vide et les tyrannies alimentaires d'*Anacardium or.* traduisent l'agressivité qui se calme en mangeant. Le sujet parfois un peu nonchalant, affaibli intellectuellement, explose en colères inattendues ou se libère en mangeant ; son psychisme revendicateur s'apaise au mouvement des maxillaires. Il concerne ces accès de boulimie qui consistent à absorber n'importe quoi en dehors des repas et souvent en grande quantité.

Anacardium or. est aussi le curieux remède de la migraine des études, de la « panne » cérébrale par efforts trop soutenus, toujours améliorée en mangeant. Toutes les perceptions sensorielles sont affaiblies sauf les plaisirs de la bouche. La mémoire des noms, des choses les plus proches s'affaiblit brusquement, entraîne une panique intérieure, et les poussées de colère se traduisent par le besoin de jurer, d'employer des termes grossiers.

Staphysagria, susceptible et sombre, laisse rarement éclater sa colère. Les sentiments d'orgueil blessé s'associent à des complexes d'infériorité à composante sexuelle. Pas de surprise à voir alors sa mauvaise humeur s'apaiser par des faims de « dédommagement » quand l'estomac est rempli d'aliments, même après le repas. Le tabac a un effet amphétaminique : il apaise provisoirement la faim en installant une autre tyrannie sensorielle. L'arrêt du tabac aura pour conséquence la prise de poids chez le sujet *Staphysagria.* Il est le familier des cigarettes qui coupent la faim et établissent des barrières à d'autres transferts. Des pulsions peuvent survenir en fin de journée ou la nuit. Elles ne sont pas toujours accompagnées de sensation de faim, elles sont électives pour un type d'aliment (saucisson, fromage) et deviennent une manière de grignotage. On a souvent accusé le grignoteur d'être capricieux. Cette appréciation du psychisme est exacte, mais le psychologique, selon Charcot, est peut-être un aspect mystérieux du physiologique.

Ignatia a des défaillances psychosomatiques, des sensations de vide à l'estomac qu'elle calme la nuit en mangeant. Elle esquive ainsi les maux de tête et ses propres revendications. Ses soupirs sur la vie se calment par le grignotage nocturne ; c'est le pansement des chagrins, des deuils, des situations affectives contrariées ou irréalisées. *Phosphorus* affectionne le saucisson, *Lypocodium* les douceurs, mais le comportement alimentaire nocturne n'est pas toujours l'image du caprice. Des digestions laborieuses peuvent coexister et entraîner des décalages sournois de l'appétit ; les hépatiques ont un transit embarrassé, se trouvent rapidement rassasiés aux heures des repas et ont des rendez-vous avec les faims nocturnes.

Pour *Psorinum*, les défenses sont tellement affaiblies, la peau tellement accablée de dermatose que la survie de ce transi existentiel parfois désespéré passe par l'avidité orale. Il n'est pas menacé de famine mais de délabrement, et il mange pour combler les sentiments de vide et d'inexistence. La faim est le plus sûr moyen de lutter contre la fin.

Ce proche parent pauvre et malheureux de *Sulfur*, accablé de maigreur, lutte en permanence contre le froid. Ses impressionnantes épaisseurs de lainages n'entretiennent pas l'image d'un homme confiant dans sa santé. Le bain n'efface pas les odeurs corporelles et cicatrise encore moins les blessures cutanées. Ce grelottant cherche constamment et le plus souvent la nuit la direction du ravitaillement. C'est l'authentique migraine d'asthénie qui s'annonce par une sensation de faim et s'améliore en mangeant. Elle se déclenche si l'on retarde un repas. Le bien-être qui précède les crises de migraine est ce curieux instant fugitif d'une santé qui va basculer.

Psorinum est l'image de ce désespoir cutané et mental pour qui rien ne pourra aller, toutes les affaires personnelles tourneront au déboire, au désastre inéluctable. La peau connue comme la souffrance cérébrale n'aurait plus qu'un seul sauveteur : l'alimentation.

Les Phosphoriques, adolescents longilignes, ont connu tôt dans l'enfance le vomissement, ce rejet digestif qui escortera le destin des anorexiques et montre la relation étroite de cet état avec la boulimie. La surexcitabilité, les peurs de l'inconscient, les sentiments oscillants de fragilité, d'enthousiasme et d'apathie ne font qu'alimenter les sensations de faiblesse ; le ravitaillement nocturne comme un bon sommeil est, pour eux, la thérapeutique la plus salutaire. La satisfaction des désirs est un apaisement existentiel et elle a l'avantage de ne pas entraîner de prise de poids.

Natrum mur. est un maigre constitutionnel toujours affamé avec besoin incoercible d'ingérer (surtout des mets salés). C'est une boulimie désolante car elle n'entraîne pas de prise de poids, elle donne presque l'image d'un corps anorexique. Il se remplit mais reste plat, et l'horizon mental n'est jamais réjouissant. Moteur à tirage élevé et à épuisement rapide, son puissant appétit est en contraste avec la faiblesse de sa musculature. Son corps est à l'image de sa vie : sans ampleur, sans profit ! La migraine de concentration intellectuelle, les fatigues d'accommodation visuelle sont les symptômes d'un rythme vital insuffisant et d'une assimilation laborieuse.

Pour *Lachesis*, puissante nature en lutte avec des désordres endocriniens, la nourriture est une drogue sensorielle, une passion détournée, un transfert d'échec d'autorité. Inappétence et boulimie vont de pair avec l'humeur, c'est la cyclothymie des instincts. La soif lui fait facilement concurrence et le comportement boulimique devient une quête d'alcool toujours libératrice de puissance, d'excitation. Cette attitude devient grave quand elle se substitue à une alimentation équilibrée, pouvant entraîner des états carentiels importants.

Les thérapeutiques fondées sur les modérateurs d'appétit et les extraits thyroïdiens sont toutes mauvaises. La perte de poids est éphémère, suivie d'un désastreux retour d'embonpoint. La boulimie est une conduite aberrante, solitaire, désespérée, c'est l'« orgasme » autodestructeur. Le comportement boulimique peut déboucher sur des états dépressifs graves ou des conduites suicidaires car le symptôme est le paravent défensif d'une angoisse profonde, et les ruptures d'équilibre peuvent être alors dramatiques. C'est ce que les psychanalystes appellent « symptôme vif », par rapport au symptôme dit « mort », dont on peut se débarrasser sans craindre la destabilisation.

Si l'hôpital est un lieu de sécurisation provisoire, il satisfait davantage le chercheur que le patient toujours en quête de son identité et de sa liberté. Car si la dédramatisation, la déculpabilisation sont incontestablement une voie heureuse, la maturité affective ou boulimique n'est cependant pas atteinte : il doit chercher hors de lui-même, de son corps, estime et gratification. Il doit atteindre sa propre connaissance, fortifier sa propre image par des recherches d'expression et des motivations élevées. La psychologie est ici le meilleur allié du médecin homéopathe, dans cette quête psychique qu'exprime avec intensité le symptôme boulimique.

Le refus de s'alimenter ou anorexie a, lui aussi, pris naissance très tôt dans l'enfance, quand le bébé attendait encore tout de sa mère, pour lui « bonne » ou « mauvaise ». C'est une épreuve de force qui s'est instaurée entre un enfant « le plus souvent en partie victorieux et l'adulte toujours épuisé [1] ».

L'enfant est toujours la réincarnation partielle du père ou de la mère dont il porte le nom, et c'est à partir de la synthèse des deux que s'édifiera toute sa personnalité, cohérente ou incohérente, mais toujours à leur image. La difficulté de la relation parent-enfant est toujours cristallisée autour de l'attrait vers l'autre sexe et l'opposition au père (l'œdipe). Les parents eux-mêmes peuvent véhiculer leurs propres problèmes non résolus de l'enfance. L'agressivité relationnelle trouve dans l'aliment la paix provisoire. (« Mange et tais-toi », pour calmer les cris ou les reproches.) La réponse de la délicate jeune fille face à la surabondance alimentaire et à cet étau maternel irrespirable sera le « non » de tout son être à ce qu'elle perçoit comme un gavage et qu'elle veut esquiver. Cette anorexie contre le parent « gaveur et gâcheur » de l'enfance se retrouve inversée quand le parent chéri (et imposteur) n'est plus là, le sujet devient alors son propre bourreau en se suralimentant. C'est la boulimie du sujet qui poursuit seul son parcours du « Mange et tais-toi ».

Derrière le refus de s'alimenter s'exprime le désespoir profond de celui qui cherche à mourir pour n'avoir pas été relié à la vie. L'enfant organise la résistance passive face à l'aliment, et la mère, à son tour, vit l'angoisse de mal remplir ses devoirs. L'enfant se révolte : toutes les interventions extérieures feront perdre le sens du plaisir lié à l'aliment ; la contrainte de la famille encourage le refus, puis la résistance s'organise. A l'adolescence, l'image exigeante du corps vient

1. Ajuriaguera, *Psychopathologie de l'enfant*, Éd. Masson.

prendre le relais des conflits émotionnels larvés. C'est une adolescente le plus souvent intériorisée qui se laisse gagner par la préoccupation esthétique ; on censure le plus léger embonpoint et on se compose des régimes amaigrissants, avec des cotes d'alerte draconiennes. C'est l'âge de la sexualité naissante, des propos excessifs et cruels où les jeunes filles ne se ménagent guère entre elles dans les couloirs du lycée. Le miroir est toujours déformant et le dégoût de l'image du corps se met en place, augmenté à l'apparition des règles par la recherche du perfectionnisme, l'affirmation de soi. La révolte face à l'image de la mère se met en place ; le refus de devenir femme peut surgir ; c'est surtout la sexualité qui fait peur, elle est objet d'une forte censure. L'enfance se prolonge, l'adolescence tarde à se révéler. La maturité est un processus semé d'obstacles.

Cette réalité est, bien entendu, niée, d'autant qu'on se sent plutôt en forme, l'esprit libre, alerte, débordant d'activité. Une meilleure disponibilité intellectuelle semble s'installer pour aborder la compétition humaine. Le contrôle du corps semble être une victoire que les autres ne savent pas atteindre. Les formes de l'anorexique s'attristent, mais son rendement scolaire est brillant. On montrera aux autres que la réussite peut s'atteindre autrement que par des formes rondes ou des statures séduisantes ! Mais l'équilibre devient précaire et, si la réussite intellectuelle s'affirme, l'estomac se désole un peu plus chaque jour, les sécrétions digestives se tarissent, les règles disparaissent. La présence en société ne semble marquée ni par l'enthousiasme ni par la détresse : les nausées se mettent en place, suivies de vomissements volontaires ou non, et la céphalée apparaît comme la barrière des interdits. Les aliments s'éliminent, les uns après les autres, reconnus responsables de malaises. On rétrécit le cercle des amis, les relations sont tendues avec la famille. Dans les relations amoureuses, l'échec est certain et le candidat proprement éconduit. Quelques discrètes larmes viennent témoigner de ce que l'instinct de survie subsiste encore, au plus profond de soi.

Retranchés dans leur tour d'ivoire, ces êtres secrets et blessés semblent les gardiens étranges d'un inaccessible idéal, à cette hauteur d'horizons spirituels où il y a bien peu d'élus. Il s'agit là d'un ascétisme tissé d'une dangereuse imperméabilité. Aux portes du danger, on voit de graves inanitions, et la société réagit par l'admission hospitalière et l'alimentation artificielle. Une psychothérapie se met en place pour réduire les négations vitales. C'est la circonstance de choix pour le médecin homéopathe de réduire les résistances et coordonner sa prescription. Il faut d'abord diriger la thérapeutique vers la mère afin de réduire chez elle l'anxiété excessive pour l'enfant, atténuer les sentiments envahissants d'échec, décrisper les comportements, restituer à la vie le libre espace d'un élan retrouvé. (Pour *Ignatia*, les grands soupirs sont préférables aux grandes empoignades ; pour *Gelsemium*, une peur maladive de mal faire ; pour *Arsenicum album*, le sens irréductible et tourmenté du devoir.)

L'anorexie est donc un comportement de refus de la forme corporelle par rapport à l'environnement familial : jalousie secrète d'une sœur ou d'un frère, hostilité à la mère (*Staphysagria*, *Natrum mur.*). Refuser les aliments, c'est rejeter ce qui fait grandir et surtout s'effrayer de sa propre sexualité ; à la limite c'est ne pas engager la lutte. L'appréhension, la pusillanimité de *Pulsatilla* sont bien connues. La peur d'exister habite *Gelsemium*, celle d'entreprendre *Coca*, qui appréhende l'affrontement social et verbal, et jusqu'à l'idée même de s'élever dans la vie. On souffre toujours de la tête quand on refuse d'entreprendre. Les composantes hormonales et constitutionnelles entrent en jeu. *Sepia* est, en permanence, l'image de la tristesse, de la mélancolie, de l'incommunicabilité, avec son petit appétit et surtout une aversion caractéristique pour le lait. *Calcarea phosphorica* subit de brusques allongements du corps au cours de la croissance, il connaît précocement la fragilité du tube digestif qui se traduit par le vomissement (rejet), la diarrhée (élimination de tout ce qui est nocif).

L'appétit devient capricieux, sauf pour le goûter de 16 heures. Paresseux au lever, il inaugure les difficultés de l'adolescent : l'épuisement des études, l'invasion par les peurs inconscientes. L'inconfort de situation se dessine : il se sent mal à l'extérieur (il prend froid), mal à l'intérieur (il déteste l'air confiné), le caractère devient maussade et il ne sait plus très bien comment diriger ses actions déjà limitées.

La répugnance aux aliments peut se compliquer d'une complaisance ou d'une outrance narcissiques. Les simulations peuvent être brillantes : on peut se laisser prendre par un maquillage excessif, une habileté extraordinaire à jouer la bonne santé en trompant l'entourage et même le médecin. Avec *Platina*, c'est le défi orgueilleux de la vanité intellectuelle, ce droit intransigeant d'être distinct du grand nombre. Le désespoir existentiel peut entraîner l'être dans une lutte dramatique.

Il est maladroit d'engager le combat avec l'anorexique par la pression alimentaire : c'est la seule incitation irrecevable. Il est même prudent de séparer le ou la malade de son milieu familial (la mère surtout) en l'hospitalisant.

Ipeca est un bon remède des nausées systématiques, effets d'une sournoise résistance mentale ; il déconditionne les attitudes de rejet.

Lycopodium vient opportunément au secours des appétits capricieux, vite rassasiés ; on invoque la satiété, le blocage pour toute nourriture, mises à part les sucreries. Les aversions alimentaires ne tardent pas à suivre les difficultés d'assimilation soutenues par l'ombre de la dépression. Sur le plan thérapeutique, le psychothérapeute et le médecin doivent ici savoir exploiter le défi intellectuel et le sens de la compétition. Un anorexique, même gravement dénutri, ne refusera pas l'effort sportif. Les courses, le jogging solitaire deviennent, lorsqu'ils sont acceptés, le stimulant indirect à une prise d'aliment. On peut lui faire contrat d'accepter de ne pas manger à condition de faire au moins cette heure d'exercice et en tout cas de rester debout ou assis et de ne jamais être allongé avant le soir si possible (car s'allonger c'est s'installer dans le renoncement). Il peut manger ou non des gâteaux secs, des bananes, des noix, noisettes, amandes, déposés dans une ou deux assiettes, sans qu'il ait à demander quoi que ce soit et s'exposer ainsi à chagriner sa mère avec qui il était en conflit à la maison.

Mais la réussite scolaire demeure le meilleur enjeu du compromis. Une grande explication peut faire entrevoir à l'anorexique les dangers de sa grève personnelle, l'abandon de l'idéal intellectuel, le risque de l'échec scolaire, l'hospitalisation urgente et les perfusions huit jours avant l'examen... La menace d'admission en centre de soins déclenche parfois de salutaires réactions et devient ce puissant stimulant qui remplace bien des discours.

La bataille n'est pas gagnée car l'anorexique peut soutenir la famine et la cachexie pendant des années, flirter avec la mort et affirmer, coûte que coûte, son rejet de la féminité.

Avec l'homéopathie, on peut assister, dans un certain nombre de cas, à de spectaculaires retournements par l'approche des faiblesses structurales et l'action personnelle du médecin qui peut lever les angoisses et assurer la relance à la vie. Le médecin à l'écoute de son malade peut aider celui-ci à réduire sa souffrance en équilibrant cette pathologie mentale de la nutrition, cette avidité orale prolongée de l'enfant, qui est devenue maladie du désir coupée de la réalité du besoin. Mais derrière ce tableau se profile l'appel le plus secret, le plus ardent, c'est la « reconnaissance d'être », être reconnu dans son désir ou mourir. Le psychiatre ou le psychologue ne doivent pas être exclus car cette rupture vivante avec l'existence n'est heureusement jamais irrémédiable.

LA PERTE DE CONFIANCE EN SOI

« La certitude ne s'engendre que de l'acte. »

LACAN

La seconde contusion silencieuse de l'esprit, la plus douloureuse à vivre, est la dévalorisation de soi. La surface du psychisme se sent plate et sans ressort ; elle cherche à se mettre à l'abri des remous, de l'hostilité et de la violence. On appréhende le contact, on se tient à l'écart, on ne cherche même plus à faire souffrir les autres : c'est une position de retraite dans un vivant présent. Face à la société, un choix s'établit entre l'*intériorisation* ou l'*extériorisation*, discrète ou vigoureuse attitude qui conditionne notre manière d'agir : participation spontanée ou repli solitaire.

Jung appelle cette disposition la « grande centrale d'aiguillage » qui règle d'une part nos relations avec la vie extérieure et d'autre part la formation objective de notre expérience spécifique. Autant l'extraverti ne trouve sa raison d'être que par l'objet qu'il poursuit, autant l'introverti s'en éloigne pour rester avec lui-même, acceptant d'emblée le mouvement de retrait, comme « si on se disait non tout bas ». L'humeur devient froide, prend ses distances ; les décisions s'entourent toujours de retenue ou de réticences inavouées. La sensibilité n'est jamais absente ; elle devient le refuge du psychisme blessé.

Pathologies à comportement individualisé, ces situations appellent la délicate opération du retour à la confiance en soi. Il est réconfortant de voir les médecines de l'esprit (sophrologie, relaxation, psychodrame, gestalthérapie et psychanalyse) prendre droit de cité et se substituer aux interventions de la chimie, qui ramènent la vie de l'esprit à deux unités de désordre (l'anxiété et la dépression), dangereuse simplification qui refuse à l'individu la prise en charge personnalisée de ses faiblesses propres. Supprimer la sensibilité personnelle par la voie médicamenteuse n'est pas la meilleure façon de résoudre l'insatisfaction ou la démission.

Une psychiatrie, pour être fondée dans ses indications, est devenue aliénante et voit de plus en plus restreindre son champ d'action pour des raisons de temps, d'économie et d'efficacité. Reconsidérer le système de valeurs, explorer le champ de conscience, améliorer l'accord avec soi-même et l'environnement sont les lignes de force d'une thérapeutique assistée par la psychothérapie.

C'est l'intention de l'homéopathie qui distingue les besoins personnalisés de l'homme, lève les inhibitions et restitue le goût de la vie. Authentique thérapie biologique du comportement, elle voit ici ses indications s'élargir et son besoin s'étendre à une société de moins en moins rassurée.

Cette perte de confiance en soi a pris ses racines loin dans l'enfance sous la forme de la pusillanimité, premier degré de l'inhibition qui peut être l'escorte d'une vie entière. La tâche devient dure à remplir parce que l'assurance en soi est réduite. L'inaptitude apparaît à chaque intention ; elle communique le doute à l'esprit, réduit la spontanéité et freine l'action ou la décision. Derrière la peur que certains ont d'affronter un public, par exemple, il y a davantage la peur de soi que de l'autre !

La nature semble avoir entouré *Pulsatilla* d'une image de grâce et de touchante timidité : le visage angélique, l'épiderme doux, le regard délicat, évoquant les grandes vierges de la peinture ou la *Pietà* de Michel-Ange. Son âme est le refuge de la pudeur et de tendres dispositions morales. Elle voudrait se tenir à l'écart des tourments et des passions pour n'être qu'appel à l'amour et aux délicates valeurs de l'estime. La certitude d'être aimée lui confère la grâce et la paix de l'âme. Une influence, toutefois, a lourdement marqué son adolescence : la mère, important pôle de censure qui met en place les principes, les interdits et installe des rapports de sévère dépendance. En elle s'agite la grande inquiétude de devenir femme, de s'ouvrir à une sexualité qui a pour sens le don de soi à l'autre, le risque de grossesse, la censure maternelle, et enfin aussi la perspective de la déformation de l'image du corps par la maternité. Dynamique réduite, sa défense sera assurée par les larmes, surtout devant la violence ; elle pleure pour un rien et sa pudeur s'offense au moindre heurt verbal. Vite en larmes, vite consolée, elle semble facile à convaincre et à conduire. De toute façon elle se sent vite dépassée par l'adversité.

Derrière cette disposition lacrymale s'abrite une physiologie congestive, qui dilate les veines et les chevilles, alourdit le corps et l'esprit et l'incommode face à toute source de chaleur, aux saisons chaudes, malgré une frilosité de base. Cette pusillanimité la fera glisser de l'action insatisfaite à la mélancolie ou la méditation chagrine, avec l'appréhension d'être négligée, mal aimée ou abandonnée. C'est la grâce supérieure qui sied à la noble dimension de sa pudeur, et l'imaginaire finit par ne plus se nourrir que de vertu.

Mais la passivité n'est pas toujours constante. *Pulsatilla* émerge parfois de son univers éthéré et méditatif par quelques caprices, des jalousies de principe, des décisions irréfléchies, obstinées ; la règle reste à la délicate soumission inspirée par une secrète recherche de protection. Ses affrontements sentimentaux deviendront des actes manqués. Les notions de devoir l'emportent sur le désir, la censure s'installe sous forme d'aliénants maux de tête, les susceptibilités alimentaires viennent en renfort et le moindre écart de régime, la seule vue du gras lui mettent le cœur au bord des lèvres, tandis que les méfaits de la chaleur alourdissent sa passivité et sa nonchalance.

La timidité est, malheureusement, une source de névrose car elle installe l'incertitude dans la relation avec les autres. Lorsque les yeux se baissent, l'audace s'efface ; c'est le trac d'anticipation et le malaise en société. On se sent insatisfait des autres sans savoir s'interroger. Cette attitude couvre de larges complexes d'infériorité, épais nuages autour de soi qui interdisent le regard vers autrui et la liberté d'un réel échange.

Natrum mur. abrite un élan vital toujours mal assuré. Toute confidence est pour lui un viol, c'est la mise à nu douloureuse de ses faiblesses. Curieux symptôme, ses sphyncters seront comme inhibés, paralysés ; s'il sent la proche présence d'une personne, car sa « communicabilité » n'est pas bonne, l'acte sexuel est appréhendé, et la solitude se durcit en réaction à cet étalage des mœurs que la société favorise.

Cet adolescent s'installe dans la raideur des relations sociales, le refus du compromis, reflets inavoués de ses déficiences. Il n'est pas étonnant de retrouver, dans ses rêves, les symboles d'insécurité, le vol et l'effraction, situations qu'il appréhende avant le sommeil, lorsqu'il va fouiller la maison afin de s'endormir plus tranquille. C'est le singulier destin d'une fragilité, d'une faiblesse qui conduit à l'évitement, et l'existence est un parcours laborieux. Les globules rouges, les muqueuses, la peau, les glandes, les tissus de soutien affligeront l'esprit de leur incertitude.

Gelsemium est le remède du trac qui interdit de prendre la parole en public, alourdit les jambes, envahit le cerveau par surexcitation émotionnelle : la peur anticipée renforce la pusillanimité et bloque l'action. Une immense fatigue musculaire s'empare du corps : elle affaiblit les paupières, le regard sur le réel se voile, le verbe s'éteint, la réplique est décidément lente à venir, les gestes deviennent maladroits, comme engourdis par une invincible lourdeur. On a peur, tour à tour, de la sévérité du père, de l'instituteur, du gendarme, du directeur ; on vivra la souffrance des autres sur les lits d'hôpital avec la plus vive compassion. Les caractères les plus durs, les excités mentaux agressifs trouvent aussi des appuis auprès de *Gelsemium*, car il y a, derrière l'incendie émotionnel, une certaine appréhension de soi pas toujours apparente dans les affrontements, mais présente dans les rencontres avec soi, dans les moments de retour au calme.

Lycopodium perd confiance dans ses moyens lorsque sa connaissance ou son sens critique ne lui assurent pas la maîtrise du savoir.

Coca appréhende le monde des autres et y répond par la pusillanimité. Ici l'affrontement social est un frein à l'expression : la voix ne s'élève pas, la respiration s'accélère en parlant. L'immense souffle des extravertis semble bien faire défaut et l'asthénie se met en place : on quête le remontant, on éprouve les plus grandes peines à s'élever dans la vie et enfin, symptôme curieux, on éprouve le mal des montagnes, correspondance symbolique de la peur d'affronter « les hauteurs ». Ce classique mal des montagnes est la résurgence de tous les malaises existentiels : vertiges, palpitations, migraine, insomnie, vertiges avec tintements d'oreilles : on a déjà du mal à regarder le monde du haut de sa vraie taille ; on n'est jamais, décidément, à la bonne « hauteur »... Tout impressionne.

Coca est un précieux viatique pour ces gens en mal d'adaptation qui se rendent aux sports d'hiver en craignant l'altitude. Pour les adolescents aux frontières corporelles larges (*Calcarea carb.*, *Natrum carb.*, *Graphites*), *Coca* relance la vivacité des répliques. Les longilignes connaissent les périodes d'extinction et de découragement, à l'approche des règles par exemple, pour les femmes dont l'équilibre devient précaire, où tout ce qui a été gagné un temps semble périodiquement remis en cause. Vite éteints et découragés, chez eux, *Coca* réduit l'humilité et relance avec *Ignatia* les voies de la hardiesse.

La timidité est souvent aggravée en présence d'autres personnes : c'est le malaise d'*Ambra grisea*. La société est toujours le miroir redouté des insuffisances. Dans la rue, on cherche à éviter ses propres amis, on redoute de parler et on s'enferme pour pleurer des journées entières. Le visage sera marqué de tressaillements musculaires et la faiblesse nerveuse précipite, accentue les maladresses verbales.

Ces personnes redoutent de parler et d'afficher leur maladresse ou leur embarras ; la conscience est comme envahie par la surexcitation mentale, le sommeil devient fragile ; elles sont perturbées par le spectacle de la souffrance humaine ou de la misère du tiers monde ; la cruauté envers un enfant ou un animal leur fait passer des nuits agitées et elles préfèrent éviter les écrans de télévision. Une certaine fragilité vasculaire entretient ici la pusillanimité ; la toux, la difficulté respiratoire apparaissent à la moindre émotion, ou pleurs en solitaire des jours durant.

On a du mal, comme Natrum mur., à contrôler ses mictions, et les besoins naturels se paralysent si l'on sent une présence étrangère près de soi. *Ambra grisea* est un très bon compagnon de l'anxiété du troisième âge. L'usure du corps, l'émaciation du visage ne ralentissent pas l'excitabilité ; la vigilance se tend et devient désordonnée ou fébrile, les erreurs ou les gestes maladroits ne font qu'entretenir la crainte de la confusion mentale. On s'étourdit, parfois, à travers un verbe vif ou décousu, un discours mal enchaîné. Les gestes deviennent hâtifs, fébriles, perdent de l'assurance ; un fin tremblement peut faire craindre le déclin du système nerveux. La pusillanimité s'exprime par la boule dans la gorge, l'aérophagie à la moindre prise d'aliments, l'engourdissement des membres et le prurit du corps. Ces symptômes, à expression parfois théâtrale, hystériforme, sont bien à l'image de la timidité de ce troisième âge mal à l'aise dans une société agressive et sans indulgence. Ils sont un peu les représentants de la sensibilité universelle et leur souffrance est la participation à cette compassion pour l'humanité.

Chez *Silicea*, la timidité est le reflet d'un manque de confiance en soi permanent qui n'altère pas la détermination.

Cette nature orgueilleuse, scrupuleuse, conduit à une héroïque négation de la fatigue. La croissance, l'assimilation ont été laborieuses, et le capital minéral a toujours été précaire, la vitalité semble avoir fait défaut pour « y croire » et s'affirmer. Mais ces frêles épaules sont le support d'une belle âme ; ces insuffisances stimuleront les élans de la volonté, sans décourager l'ambition. Elle sait réussir là où les autres échouent : c'est l'image de ces faibles indomptables qu'une nature scrupuleuse amène à une plus grande profondeur. Sa vie corporelle a toujours été une lutte contre le froid glacial qui a gelé les extrémités et couvert de sueur les mains et les pieds. Un épuisement a souvent sanctionné les gestes simples de la vie, y compris ces plaisirs sexuels qui semblent en vivifier d'autres.

Les *Silicea* choisissent de se recroqueviller plutôt que de s'affirmer, et malheur à celui qui les réconforte car il réveille le miroir de leurs insuffisances. La faiblesse est le noble manteau de leur identité ; il convient de ne point les secouer, et la timidité est ce capital secret qu'il ne faut pas mettre à nu. On dit de *Silicea* qu'elle appréhende les aiguilles : elle les craint, les redoute, peur symbolique de l'affrontement masculin qui la soumettrait à une domination résignée, et cette timidité est une prudence devant l'engagement ; mais dès lors qu'une tâche est acceptée, Silicea va jusqu'au bout sans rechigner, témoignant alors d'une résistance insoupçonnée et d'une persévérance dont les femmes semblent détenir le secret.

Sa migraine occipitale est la sanction de l'épuisement ; elle appelle la chaleur sous toutes ses formes, comme pour ranimer un poêle défaillant. L'échine se courbe après une longue résistance. Elle sait fuir les éloges, le réconfort et la consolation. L'humilité est sa réelle condition et le noble refuge des insuffisances dont elle veut conserver le secret.

Les personnes souffrant de colibacillose chronique sont souvent affectées par le manque de confiance en elles-mêmes, et l'on voit s'installer chez elles le refus de l'action, l'asthénie. Plus marquée le matin, cette fatigue colibacillaire apparaît disproportionnée à l'effort, chaque geste s'accompagnant d'importantes sudations. Le découragement s'installe ; on s'enfonce dans les scrupules et l'angoisse ; on se sent gai un jour, dépressif le lendemain, agressif et boudeur... On va même jusqu'à désirer lâcher ses occupations. Cet état colibacillaire larvé alimente la timidité, l'irrésolution et entraîne d'étonnantes défaillances de mémoire, surtout pour les faits récents (emploi d'un mot pour un autre, oubli des noms propres) : *Sérum anticolibacillaire 30 H* est un précieux remède de l'affaiblissement de la mémoire.

Il est l'exemple de la dégradation organique et de la physiologie troublée avec lourde répercussion intellectuelle ou morale.

La perte de confiance s'exprime souvent par une lenteur d'exécution, reflet douloureux de l'indécision. Si les natures rondes, dès l'enfance, ne paraissent pas par nature affectées par l'effort ou la compétition, certaines constitutions lymphatiques donnent cette impression de lenteur ; leurs temps de repos, d'inertie, l'emportent naturellement sur les temps d'action. Ils savent éviter l'agitation sans objet, les révoltes intérieures, et reçoivent la paresse à seule fin de ne pas troubler leur sérénité. Chez eux, la thyroïde fonctionne souvent mal (*Calcarea carb.*, *Graphites*, *Pulsatilla*), la rêverie prend le pas sur le réel (*Helleborus*), et les gestes ralentis traduisent l'évitement de l'action lorsque le système de défense est affaibli ; le tempérament, il va sans dire, s'assagit.

Contre cette lenteur, tous les systèmes thérapeutiques sont en échec. Les extraits thyroïdiens provoquent des élans, des étincelles suivies d'engourdissements plus grands. L'élimination par le diurétique opère pendant quelques jours, déloge provisoirement l'épaisseur de certains tissus, et la lourdeur réapparaît, plus marquée encore.

Si le sujet rond sait s'occuper, le longiligne s'enfonce dans la rêverie solitaire. Celle-ci est plus recherchée que l'action, et, pour la soutenir, on n'hésite pas à recourir à la drogue (*Phosphorus*, *Phosphoric acid*, les longilignes romantiques fatigués, enclins à l'indolence et la passivité).

Cette lenteur idéatoire peut paraître provocation partielle au monde des adultes et, si l'appel est mal perçu, on s'investit dans l'imaginaire, le fantasme et les fuites favorisés par la toxicomanie.

Pleurer, verser des larmes sur son sort, c'est exprimer la privation, la perte, les sentiments de faiblesse, accepter la douleur qui frappe à sa porte, marquer le deuil de ce qui a manqué de vital durant la croissance. Cette réaction de sensibilité est bien plus tournée contre soi que contre les autres ; il y a là un fort langage du corps, mais certains mauvais esprits affirment qu'on améliore ses échanges métaboliques en pleurant..., en dehors du sens émotif donné aux larmes.

Graphites, et surtout *Pulsatilla*, reines du mouchoir, sont connues pour la généreuse spontanéité de leur réaction lacrymale ; c'est leur façon de faire passer le message, parfois de s'exprimer là où il faudrait rire. Par contre, c'est une humiliation pour *Ignatia*, *Sepia*, *Natrum mur.*, *Silicea*, qui y voient la sanction à leur échec. *Natrum carb.*, *Thuya*, pourtant peu mélomanes, verseront des larmes généreuses à l'écoute de la musique.

Une musique mélodramatique, une marche militaire auront un effet lacrymal immédiat, mais c'est le pathétique Lycopodium qui est gagné par une extraordinaire émotion. Les doses de *Lycopodium* donnent des résultats étonnants sur les opérés récents qui reçoivent leurs visiteurs avec des yeux larmoyants et désespèrent du retour à la santé.

Le refus de parler, de communiquer est un signe confirmé de la perte de confiance en soi ; c'est le refuge émouvant de l'amour-propre replié sur soi-même. Certes le choix du silence a le sens des valeurs que l'on enferme en soi avec orgueil. Rien ne semble plus juste à certains que ce silence, protecteur des grandes vérités, ce rempart de la faiblesse inavouée. Le vocabulaire n'a jamais été trop généreux, mais c'est l'émotivité qui freine ici le verbe.

Les sentimentaux, gens intériorisés et secrets, trouvent un refuge dans la méditation et protègent leur réflexion par le silence. Noble délicatesse de l'esprit pour ces prisonniers de l'ombre qui ne savent plus diriger les mots et les messages (*Phosphorus*, *Phosphoric acid*). Ils se sentent, telles des flammes fragiles, vite effrayés par l'action et peu portés à la persévérance. Il n'est pas surprenant de les voir, dans leur sommeil agité, laisser échapper ces mots involontaires, répliques des actes manqués du jour.

Cocculus communique l'audace au maintien comme *Coca* en donne à l'action. Les sentimentaux n'auront jamais la vivacité verbale des puissants sanguins dont la réplique est percutante (*Nux vomica*, *Chamomilla*, *Medorrhinum*). Chez eux, la chaleur verbale enveloppe ici l'événement, et le mot devient l'oxygène cérébral ! Ce sont des sujets qui se sentent mieux après avoir fait état de leurs occupations et des faits du jour, et proclamé fort les injustices. *Hyosciamus* se parle à lui-même, comme pour retourner contre lui son agressivité et se reprocher, en quelque sorte, les actes manqués de violence. *Natrum mur.* est décidément l'exemple le plus flagrant de l'isolationnisme. C'est l'homme de la tour d'ivoire, de l'orgueil qui choisit le silence et refuse avec hostilité toute communication. Il suspecte et fuit la facilité, la volubilité des *Nux vomica* et des *Sulfur*, sûrs d'eux-mêmes. Les *Natrum mur.* deviennent une citadelle immobile qui s'enferme dans un mur de silence épuisant pour les autres (et peut-être pour eux ?). Ils peuvent passer des semaines sans échanger le moindre mot...

Rechercher la solitude, fuir la compagnie, s'isoler sont les meilleures façons de conserver sa propre estime en maintenant les distances avec les autres. Le repli sur soi est peut-être la plus orgueilleuse façon de tourner le dos à l'action et d'accepter ses incertitudes. *Hyosciamus* et *Anacardium* ne sont guère familiers de la communication. La solitude entretient l'agressivité et donne des idées de vengeance. *Gelsemium* la recherche comme havre d'impuissance, mise à l'abri contre tous vents, tandis que *Natrum mur.* en profite pour faire l'inventaire de ses faiblesses.

Staphysagria, prisonnier des pensées sexuelles, trouve dans la solitude le refuge à son apathie mentale.

Mais les plus pathétiques « sauvages » de la société sont *Lycopodium* et *Sepia*. Pour le premier, l'avenir a toujours paru sombre ; son pessimisme est le fruit des justes analyses qu'il a faites de la société, et la solitude est autant redoutée que désirée. C'est la recherche impossible de l'autre à travers le malentendu accepté. Pour lui, la logique est sans défaut, mais il manque d'assurance physique pour la soutenir et le succès n'est pas à la mesure de ses responsabilités conscientes. La solitude devient son refuge, à condition que la maison ne soit jamais vide et qu'il sente une présence assez proche.

Pour le second, la solitude est perçue comme une délivrance ; c'est l'affirmation de la lassitude face aux tâches, qui le mettent « sur le carreau » : tâches ménagères, enfants bruyants, mari. L'épuisement ne trouve de salut que dans la solitude et l'indifférence. Tout devient effort.

La personnalité verse, on le voit, plus facilement vers la faiblesse, vers l'évitement, plaie vivante qui appelle un hypothétique cicatrisant de l'extérieur. Le fléchissement est bien intérieur. Les dérèglements sont subtils et échappent à la simple interprétation de l'anxiété ou de la dépression. L'encouragement et l'amitié du psychothérapeute sont une aide précieuse : mais il faut savoir recourir à la dose infinitésimale qui peut rétablir la confiance et relancer l'optimisme.

TYRANNIE DE LA PENSÉE : IDÉES FIXES ET OBSESSIONS

Si la compagnie des idées est précieuse pour le choix de l'accomplissement des actes quotidiens, il n'en est pas de même pour certaines invasions de l'esprit qui peuvent déterminer de larges contusions. C'est l'apparition dans la pensée de ce corps étranger appelé « idée fixe » ou « obsession », qui va exercer une redoutable persécution. Aucune autorité médicale ou amicale ne sait venir à bout de ce douloureux esclavage. La pensée réfléchie s'efface et laisse la place à l'impitoyable doute. La marche en avant devient incertaine et l'esprit se prend dans les ornières de l'incertitude.

Dans la vie courante, il suffit d'un regard sur l'horloge pour ponctuer son effort et programmer ses actions, mais contrôler à chaque minute l'horloge du temps peut être une véritable tyrannie ! La part consciente de nos actions s'appuie largement sur les apprentissages et les acquis de l'expérience. On « conduit » son corps comme le pilote conduit son imposante machine volante, avec des instruments compliqués mais selon des gestes relativement coordonnés. Le contrôle des automatismes sophistiqués de la direction paraît simple. Il y a dans notre cerveau de tels automatismes ou habitudes qui rendent ainsi la tâche plus aisée.

Mais quand apparaissent la fatigue, l'insomnie, les contraintes émotionnelles, ces automatismes se relâchent. Le doute prend le relais et envahit la pensée, action et contrôle s'affrontent, on entre dans la ronde infernale de la vérification. On sait que la pensée a le pouvoir d'interroger les contraires, de mettre en balance doute et décision. Le subconscient héberge ce petit coin de persécution qui lui inspire irrésistiblement la décision opposée. L'être, divisé, commence à s'enfermer dans le champ clos de ses atermoiements.

Les idées fixes, les obsessions perturbent de plus en plus l'existence. Les tensions psychiques et les responsabilités projetées par l'appareil social font naître malentendus, contestations et choix douloureux. On entre dans les interrogations interminables, l'exagération des obstacles, et le poids des habitudes interdit d'avancer. L'obsession est cette maladie de l'hypertrophie mentale qui amplifie les perceptions et multiplie les hypothèses autour du quotidien. On se réfugie dans des attitudes de sécurité... Au bout de ce chemin apparaît le perfectionnisme, la tyrannie des gestes trop parfaits. L'obsessionnel ne sait pas s'écarter de ses attitudes de contrôle (inconscientes dans leur mécanisme profond), sans être assailli par une grande angoisse qui l'amène à répéter indéfiniment des gestes quasi rituels. Vérifier les robinets et toutes les serrures d'une maison constitue un degré mineur de l'obsession. On pourrait imaginer l'athlète professionnel lanceur de javelot victime de cet état : maniaque de la perfection de ses gestes, il s'épuiserait dans la vaine recherche du mouvement parfait, le répéterait inlassablement sans jamais l'atteindre et se présenterait épuisé le jour de la compétition... La vie sportive deviendrait une permanente préparation sans réelle performance ; ce perfectionniste rigide et secret serait en vérité battu par lui-même.

Souvent apparaît chez l'obsessionnel l'attachement aux besoins de pureté et de propreté. Une femme appliquée à son ménage pourra devenir une esclave de l'ordre selon l'éducation qu'elle aura reçue, et lorsque apparaissent des circonstances émotionnelles trop fortes, on voit se développer une lutte draconienne contre les microbes, les souillures, combattus sans relâche.

L'obsessionnel poursuit le microbe invisible comme le sujet sain cherche à chasser l'insecte présent dans une pièce; il s'enferme dans la menace et la défense : la manie de la propreté multiplie le réseau douloureux des vérifications et ne lui laisse plus de repos. Le plan profond des fragilités archaïques de la petite enfance refait surface et vient brouiller l'objectivité de l'acte présent.

L'idée fixe, l'obsession sont les étapes finales de cette inflation émotionnelle; on a gravi une montagne, on est bloqué dans les hauteurs de la perfection mais la peur fige sur place et il n'est plus possible de faire le moindre mouvement. Il est difficile de demander à la volonté de lever avec autorité le mur de l'appréhension; l'esprit prisonnier de l'altitude ne sait voir que le danger. La vie s'immobilise à force d'avoir été, de barrage en barrage, refoulée et contrainte.

Pour corriger ses lunettes grossissantes il faut savoir apaiser, expliquer au patient qu'il vit avec des barrières de sécurité trop fortes et que ses défenses s'allégeront si la tension émotionnelle s'abaisse. Un thérapeute attentif développant la confiance est ici indispensable, et par sa compétence professionnelle il encouragera les attitudes de sécurité et les pensées positives, valeurs qui n'entrent pas dans la composition des tranquillisants.

M. M., 52 ans, vient en consultation avec une impressionnante ordonnance de tranquillisants faisant suite à deux séjours hospitaliers pour un trouble obsessionnel qui, il y a deux ans, a déclenché chez lui une angoisse aiguë. En pleine messe, son regard sur une vierge en statue s'est brusquement chargé d'une inavouable pensée perverse : l'idée sacrilège de faire l'amour avec la vierge !

La bascule de la vertu à la luxure devint un enfer de l'âme. Deux ans de traitement ne purent atténuer le poids d'une faute toujours présente... Un premier traitement homéopathique était demeuré sans effet. Un détail d'examen m'apparut hormis le visage marqué par l'obsession de péché : cet homme sec, aux traits creusés par la souffrance, présentait une affection cutanée tenace qui répandait dans la pièce une odeur persistante. L'interrogatoire fit apparaître deux remèdes à la fois concernés par l'émaciation, le désespoir et la présence d'affections cutanées rebelles : *Psorinum* et *Arsenic album*.

Le premier exprime le désespoir d'une guérison qui ne viendra plus, d'une vie qui se désagrège lentement à l'image de sa peau. Le second, Arsenic, familier durant toute une vie des luttes et des infections, subit les atteintes « brûlantes » de l'inflammation, ces instants aigus où la vie trébuche parfois. Il est angoissé par l'au-delà, la mort, décomposition, l'interrogation sur ce qui se passe « au-dessous de la terre » bien plus que chez les vivants. Les signes cutanés traduisaient le désespoir de la damnation terrestre, avec décharges d'angoisse et de prurit. L'enfer de la migraine venait scander régulièrement le poids de ses fautes.

Jusque dans ses rêves il était constamment poursuivi et se réveillait inondé de sueurs comme après un effort physique épuisant, image symbolique de sa lutte face à l'immensité de la « faute ». En six mois, *ce* malade fut débarrassé de *ses* obsessions, dans la vie courante et durant son sommeil.

Le médecin homéopathe peut être l'assistant de ces situations où les censures ont exercé leur répression violente, éteint les flammes de la vie équilibrée pour allumer celles, infernales, de la névrose. Il ne traite pas l'obsession mais cherche à approcher ce personnage compliqué victime de sa rumination. Les rêves humains sont de précieux informateurs. On se demande parfois à quoi servent les rêves. Ils protègent notre sommeil et facilitent la réalisation des désirs. L'homme ne peut pas tout faire ni tout dire en société, alors il s'affranchit et se libère de sa servitude quotidienne sociale et matérielle, soit en devenant un rêveur et un poète si la discipline lui manque, soit en trouvant un échappatoire toutes les nuits en réalisant au cours de ses rêves les actes manqués du jour. Les rêves ont un sens profond pour les psychanalystes. Certains peuvent exprimer l'angoisse ou la déchirure, d'autres peuvent exprimer l'humour jusque dans le cauchemar.

Une loi en Angleterre stipulait que tout citoyen de Sa Majesté qui insulterait le roi serait passible de la peine capitale. Un distingué noble de la Chambre des Lords rêva alors qu'on lui tranchait la tête sur la place publique. L'inconscient, toujours poète et plein d'humour, trouva ainsi sa façon à lui de transgresser le code pénal britannique. Lorsque le rêve ne peut libérer le message de l'inconscient, il convient de déplacer le regard du symptôme psychique vers les autres lieux du corps, d'interroger le comportement physique, les réactions face à la vie courante, les désirs et les aversions alimentaires, les réactions pendant le sommeil [1]. Les rêves, les comportements singuliers ou insolites savent éclairer la face cachée de l'iceberg humain. C'est à partir de la reconstruction de l'image du corps qu'une médecine psychosomatique peut secourir l'esprit de son immobilisme.

On s'apercevra que souvent le secours au corps physique, l'assistance par la physiologie peuvent assurer une bonne défense contre les inflations psychiques. Georges P., étudiant en médecine, a parcouru les étapes d'une adolescence accaparée par la compétition intellectuelle. Étudiant acharné, il se refusait à l'ouverture sociale et à la relation avec les autres. Il représente cet exemple de l'adaptation difficile de l'adolescent, cet âge où explosent névrose et psychose. L'aptitude intellectuelle n'avait pas écarté les angoisses et les incertitudes nourries dans le secret. La vie de G. était devenue un monologue détaché du réel, propre à la maladie mentale. La première rencontre sentimentale fut un désastre immédiat. Elle inaugura de singuliers troubles abdominaux : douleur rongeante mal définie survenant le matin, heure critique pour les déprimés qui se retrouvent alors face à la tâche du jour à vivre. Le corps ne lui semble plus parfait, comme amoindri par cette blessure viscérale. Ce trouble dégrade sa vie, le paralyse ; il n'est plus l'image parfaite de l'athlète, le *man-*

1. Roland Sananés, *Homéopathie et Langage du corps*, coll. « Réponses », Éd. Laffont.

power, le *kanôn* grec auquel il se référait secrètement. La maladie était devenue l'offense narcissique d'un corps que l'on voulait sans tache et qui se sentait privé de sa libre expression.

Dans cette situation une surestimation de soi s'est transformée en brusque perte de confiance, avec décomposition abdominale et besoin de rumination solitaire. Le refus de la consolation, son ombrageuse apparence sont l'indication même de Lycopodium, toujours accablé dès le matin par une lassitude de vivre qui s'arrange toutefois au fil des heures. La migraine lui donnait périodiquement rendez-vous, une fois par semaine, à l'heure des repas, et ne le quittait qu'après avoir absorbé de la nourriture. L'assistance à un hépatisme déficient a permis à ce patient la réduction des symptômes névrotiques.

Les obsessions ont meilleure prise sur les structures lymphatiques, rondes. Velléitaires marqués par une certaine assimilation passive, ils sont vite effrayés et envahis par la peur de mal faire et se laissent habiter par le sentiment d'impuissance. La corrélation morpho-psychologique est nette : calmes, apathiques, sédentaires ils n'ont pas la force réactionnelle des sanguins, par exemple. Leur progression dans la vie a été lente ou s'est figée dans une image restrictive peu combative, centrée sur l'anxiété, les habitudes, voire les manies qui mettent au premier rang des préoccupations excessives de santé. Le sujet réduit son activité par le doute perpétuel et peut se dépersonnaliser lentement. *Calcarea carb.* ne s'est jamais tout à fait débarrassé d'un comportement infantile, velléitaire parce que mal assuré.

Lorsqu'il est actif, mobile, ses actes héritent bien des traditions reçues. Le geste, écrivait Goethe, est la fête de l'homme et lorsque le talent habite ses mains, l'angoisse se dissipe; l'homme deviendra un potier ou un artisan aux mains de génie. Mais lorsque le milieu n'est pas stimulant, le geste perd de sa valeur thérapeutique : voilà la fatigue et la monotonie qui s'installent.

L'adulte succédera à cet enfant passif, qui peut s'intéresser des heures durant à un objet insignifiant ou répéter le même mouvement pendant des journées entières ; ce qui est sans importance aux yeux d'autrui prendra aux siens une ampleur démesurée. Sa défectueuse image corporelle l'exposera aux hantises de toutes sortes, à la peur des microbes, à la crainte de la folie par déficience cérébrale, etc. Toute sa vie, il sera impressionnable, bouleversé par l'évocation de la cruauté. L'esprit héberge la confusion, les craintes imaginaires, alors que *Sulfur*, un peu égoïste et sûr de lui, ne retient que la vision optimiste du monde.

Les harcèlements obsessionnels peuvent être multiples : ce sont des idées ou des calculs qui parasitent la pensée et peuvent déclencher sur le plan psychomoteur des impulsions incoercibles secondaires échappant à tout contrôle : agression contre les autres (coups, bris d'objets), ou contre soi (automutilation). Toute une série de dégradations de l'activité volontaire ou automatique peuvent s'installer, spécialement chez des névrosés « impulsifs » ou déséquilibrés.

Thuya représente par définition l'invasion obsessionnelle d'une pensée partagée entre le bien et le mal. Cet égoïste à l'épiderme et au visage couverts de sueur a moins de considération pour ses semblables que pour lui-même, tant l'intérêt de son propre corps l'envahit et le domine. Cet hypochondriaque introverti s'éloigne constamment du réel et ne vit que dans l'écoute de lui-même. Chaque sensation corporelle devient inquiétude pour l'esprit, idée fixe de microbe ou de maladie. Le grondement de son intestin le menace d'un danger vivant ou d'un corps étranger dans son abdomen. Son corps lui paraît de verre, ses jambes si fragiles qu'il craint de les briser au moindre choc.

L'hypochondrie est une passion solitaire et dévorante, elle écarte la considération pour autrui afin de favoriser la contemplation permanente de son corps, à l'exclusion de tout autre partenaire. La conduite de *Thuya* deviendra précipitée comme le sont ses idées désordonnées et abondantes. Toujours pressé, scrupuleux, inquiet pour des peccadilles, il parle rapidement et « mange » ses mots. Pour échapper à ses propres tourments, il se jettera dans des activités fébriles. « Il se fait des montagnes d'un rien », dira sa femme agacée par une union où le conjoint devient un partenaire exclusif épuisant. Les transpirations sont le signe d'une rétention d'eau dans le corps, d'une insuffisance rénale débutante dont les songes peuvent exprimer parfois les symptômes. Ces obsessionnels font souvent des rêves d'eau, de chute, de hauteur ou d'endroits élevés. La fragilité du corps se manifeste à travers les rêves, la peur du précipice devient l'équivalent du harcèlement mental, et l'eau le symbole de l'invasion par l'inquiétude. La pensée n'échappe pas à l'idée d'une fin prochaine et s'exprime par des rêves d'enterrement lorsqu'on est couché sur le côté du cœur. Ce sont parfois des évocations de gens déjà morts qui reviennent dans les rêves.

L'inquiétude pour les sensations corporelles prédispose le sujet *Thuya* aux idées fixes, à la démonstration hypochondriaque et aux appels au secours. C'est le clou enfoncé dans la tête ; on est comme obnubilé, le corps s'engourdit et on croit découvrir à travers chaque sensation l'intrusion d'un corps étranger. Le malade *Thuya* croit que quelque chose de vivant a pris place dans son ventre, que des liquides singuliers circulent dans ses veines, que des gouttes tombent sur sa poitrine, qu'une présence étrangère vient le menacer jusque dans son lit ! Ces symptômes sont, bien entendu, des équivalents dépressifs de la perte du sentiment de la santé ou de la vie. L'intestin est chez eux une grande source d'inquiétude. Tantôt la selle est explosive et libère un impressionnant grondement des viscères, tantôt tout paraît bouché : l'estomac, l'intestin, le cœur ne semblent plus exister. A l'extrême, l'inquiétude se fige dans l'immobilité au lit, le drap sur le corps prend alors le sinistre sens du suaire. Toutes ces sensations douloureuses confirment chez *Thuya* cette pathétique disposition à la souffrance obsessionnelle.

Sabadilla, hypochondriaque frileux, est à l'écoute du moindre sursaut de son enveloppe corporelle. Des fibrillations musculaires, de banales contractions deviennent autant de prémonitions de la maladie grave; les propos rassurants du médecin ne sauront déloger ces impressions erronées au sujet de sa santé. Sensible à tout courant d'air, la lutte contre le froid l'expose à la hantise du rhume, à la compagnie rituelle du mouchoir et de la boisson chaude. Il se bat avec sa gorge, redoute une sécheresse qui l'oblige à déglutir constamment, et abandonne le travail dès que l'attention est un peu soutenue. Certaines structures sans ressort s'enfoncent dans l'imaginaire et peuvent vivre ainsi de pesantes aberrations.

L'idée fixe prend chez *Hyosciamus* un puissant caractère revendicatif. La personnalité semble s'être bâtie autour d'une idée fixe, le sentiment secret, confus de la haine ou la persécution. Pas de surprise à la voir s'installer dans le délire d'interprétation. Le désir de l'asservissement sexuel alimente un regard lourd de jalousie et met sur le même plan jouissance et souffrance. Cette forme de vie mentale s'accompagne d'hypersensibilité cutanée qui incite à se découvrir, à se mettre à nu dans son lit et tient en éveil érotisme et lascivité.

Hepar sulfur est pris par de subites impulsions de destruction par le feu. Il peut passer de la passivité à l'impulsion de tuer avec les gestes de l'enfant devenu justicier, et il se jettera brusquement sur sa mère, sur un tiers, avec une idée homicide. Lent à réagir, il tient en réserve une source d'agressivité qui explosera violemment, pouvant même aller jusqu'au passage à l'acte, acte brutal qui surviendra après une longue période d'apparente nonchalance. Ce passage de l'inertie mentale à l'intention homicide s'éclaire par la physiologie lymphatique, ce comportement de repli qui coexiste avec une vive sensibilité, au bruit, au froid, à la moindre douleur. Quand on saura que l'esprit de contradiction n'est pas absent, on peut imaginer la colère brutale, justicière...

Iodium symbolise l'anxiété, l'impatience et l'hypertrophie des sujets maigres, boulimiques, hâtifs, toujours contraints à une activité fébrile. Chez eux, l'activité thyroïdienne est plus marquée, la céphalée est congestive, c'est un véritable afflux de sang avec la sensation d'un lien qui enserre la tête ; elle est toujours aggravée par la chaleur, le bruit et le mouvement. Les idées se font alors violentes, étranges ou démesurées. Familier des gestes impulsifs ou des haines sans motif, il se sentira devenir fou s'il se repose et surtout s'il saute un repas. Le réapprovisionnement alimentaire est le seul remède chez ce thyroïdien à turbulence mentale, et il n'est pas surprenant de découvrir cette pathologie chez les sujets exposés aux climats iodés.

Les côtes de la Manche peuvent en effet faire maigrir certaines personnes et les rendre hyperactives ; ce stimulant iodé ne semble pas aussi probant sur les côtes méditerranéennes. Enfin la vieillesse vasculaire, l'artériosclérose favorisent, au troisième âge, l'intransigeance, la rigidité, l'idée fixe quant à sa propre valeur personnelle. Lorsque la dépréciation apparaît, c'est toujours une injustice de la société ou de la famille contre soi, la faute de l'autre en somme !

Aurum est au troisième âge le grand remède de la dépression par rigidité vasculaire. Le sens de la dévaluation et de la solitude s'installe, sanction infligée à une existence trop matérialiste, où les fantasmes de l'imaginaire ont eu peu de place. Une certaine lamentation sur soi, des remords tardifs alimentent peu à peu le dégoût de l'existence chez ce conservateur un peu congestif, prolongement de l'image de Sulfur, véritable Jupiter brisé.

Entre de brefs épisodes de jovialité, l'humeur reste sombre et on pense au terme de son existence... Le monde matériel où l'on a installé sa puissance est le fruit de la sueur, et l'on s'indigne d'un monde social peuplé d'opportunistes. Lorsque la perception intellectuelle s'émousse, la rétention émotionnelle reprend le dessus. Alors on s'emporte contre ses meilleurs amis, sa famille, en s'abritant derrière le reproche de l'incompréhension. Après avoir un court temps invoqué la mauvaise chance, on s'accuse soi-même de négligence, et la perte de la joie de vivre devient lourdeur, repentir, erreurs ressassées et, pour finir, renoncement à la vie. C'est l'impulsion de mettre fin brusquement à ses jours, de sauter d'une hauteur, de se jeter par la fenêtre, de se servir d'une arme à feu.

Chez *Luesinum*, on trouve l'obsession de la pollution, cette hantise permanente qui oblige à se laver les mains sans cesse. L'hypertrophie mentale, voire l'égoïsme, éloigne du réel. Le sujet qui a vécu, à sa manière, la volonté du pouvoir et n'a pu l'exercer sombre alors sous le poids des pensées nocives, de la peur des microbes et de la nuit, tel le cavalier affolé qui perd les rênes de sa monture. Le désespoir se mêle à la crainte de ne pas guérir, d'être paralysé, de devenir fou ; et surtout il y a cette peur de la nuit, moment régulier de recrudescence de tous les symptômes : une céphalée tenace, des douleurs osseuses.

Chez les sujets vasculaires comme *Aurum*, *Luesinum*, la mémoire comme les facultés intellectuelles subissent une lente érosion. La mémoire des noms propres faiblit chez ce personnage égocentrique à la dépression bipolaire, où l'humeur sombre alterne avec l'euphorie excessive. Esclave du temps et de l'argent, il sentira son esprit de possession hanté par l'obsession de manquer d'argent; il est envahi par la hantise de la ruine ou des microbes. Agressif, humiliant, il semble habile à démasquer les fautes des autres, il se ronge lui-même et détruit son entourage. Le sens inavoué de cette agitation sera l'autodestruction. C'est encore et toujours le manque d'amour que l'on retourne rageusement contre soi.

Repérer l'obsession est une fructueuse circonstance d'observation des hommes, de leur labilité émotionnelle et des instincts d'autodestruction qui, peu à peu, à force d'usure, remplacent les raisons d'aimer la vie. L'action des petites doses permet la réduction des tensions psychologiques, réduit l'agressivité et autorise une meilleure acceptation de soi. L'observateur patient peut reconstruire l'unité d'un homme s'il est attentif à certains détails de la conduite humaine, s'il sait prévenir l'évolution et dépister précocement les premiers signes d'un authentique devenir psychiatrique. Petits signes avant-coureurs, symptômes négligés par les autres : ce sont ces détails qui conduisent l'homéopathe à entrevoir de plus larges horizons.

LES PERTES DE MÉMOIRE

Les pertes de mémoire sont les plus agaçantes et sournoises mésaventures de l'esprit. La déroute du mot juste au milieu d'une phrase, ces objets trop bien rangés qui deviennent introuvables, les fuites de pensée dans les actes quotidiens font partie de ces affaiblissements les plus durement ressentis. Rien n'est plus humiliant que cette perte du mot exact, qui nous jette dans le désarroi du langage et nous diminue déjà à nos propres yeux, effrayés par la défaillance de notre instrument cérébral.

Quelle déroute, d'oublier ce que l'on vient de dire, d'écrire ou de faire ! La lecture devient un supplice, les pages sont lentes à parcourir, et leur sens échappe aussitôt ! Perdre la notion du temps, la mémoire des dates précises a quelque chose d'agaçant ; mais ne pas réussir à mettre un nom sur un visage familier nous irrite contre nous-mêmes. On peut imaginer la suprême humiliation de celui qui aurait, chaque matin, à rechercher son propre nom sur sa carte d'identité ! Il faut reconnaître que cet affaiblissement est ressenti comme le signe du vieillissement qui pénètre à bas bruit ; c'est la plus spectaculaire défaillance, qui en fait redouter beaucoup d'autres.

Notre mémoire est source de plaisir. Gardienne de notre réalité, de notre pensée, de notre intelligence, elle exprime une rassurante continuité de nous-mêmes, en assurant ce lien précieux du présent au passé, cette trame des existences et, lorsqu'elle nous abandonne, nous avons l'impression d'être ce voyageur sans bagage, sans destination, sans raison d'être, errant, comme ayant perdu le fil de sa vie.

La mémoire doit avoir ses lieux de réserve dans le cerveau ; mais il n'a pas toujours été facile de départager les partisans de la biologie (qui donnent la priorité aux cellules, aux vaisseaux, à la chimie) et les psychologues, qui s'expriment en termes d'esprit, d'images, de conscience active et éclairée.

Elle pose une énigme qui résiste à l'approche scientifique. Persistance du passé, survie et exploitation du présent qui se prolonge dans les actions de demain, la mémoire implique l'enregistrement, le stockage, l'évocation des informations. Les apprentissages et leur mise en réserve sollicitent et mobilisent des milliards de cellules pour maintenir en éveil intelligence et réflexion. Il existe des circuits, des liaisons entre ces cellules, et probablement une mobilisation biochimique à l'entrée de chacune d'entre elles (acétylcholine, acide ribonucléique) en favorisant la bonne qualité de la mise en réserve. Le docteur Salmanoff avance une théorie audacieuse ; en consultant l'atlas cytoarchitectonique de l'écorce cérébrale, il est frappé par l'organisation des cellules et leur analogie avec la disposition spatiale des étoiles dans la voie lactée : « Chaque cerveau contient en lui des milliards de micro-étoiles en puissance, des milliards de micro-soleils qui pourraient s'allumer. » Et de conclure : « Pensez à cette puissance immense, ensoleillée des innombrables soleils de deux milliards de cerveaux humains qui se contentent d'allumer quelques bougies fumeuses pour trouver la pitance quotidienne et les menus plaisirs qui constituent la vie individuelle et personnelle de l'homme [1]. »

Nos cellules cérébrales sont exposées à de multiples blessures par carence d'exploitation, intoxication ou usure. Les thérapeutiques sont décevantes, chacune s'appliquant modes-

1. Dr Salmanoff, *Secrets et sagesse du corps*, Éd. de la Table ronde.

tement à freiner l'irréparable, et le public ignore que les tranquillisants en usage continu peuvent détériorer la mémoire. Mais les atteintes sont inégales ; il existe des nuances qui semblent affecter différemment les « victimes ». La physiologie recueille de la psychologie des circonstances aggravantes ; chacun sait que les agressions émotionnelles entrent en force dans la mémoire, s'y fixent et jettent dans l'ombre tout le reste. Les blessures affectives viennent investir le champ de la conscience et peuvent disperser l'attention ; il ne reste plus alors que le vif souvenir des contusions. On ne sait plus percevoir le réel. Si on sollicite la mémoire avec impatience, seuls le désespoir et l'indignation se réveillent.

Les censures du psychisme inconscient, les conflits refoulés affectent la mémoire, mais son approche est bien plus complexe que la connaissance de la pensée rationnelle. Pour certains, les chocs émotionnels violents (deuil, séparation), les stress jettent sur le réel les épais nuages de l'oubli, et les modérateurs de l'affectivité doivent être pris en considération. *Ignatia* enfouit ses blessures sentimentales sous forme de boule dans la gorge, de soupirs et de nœuds à l'estomac. *Arnica* est sidéré et rejette toute assistance étrangère et, la nuit, ses blessures resurgissent en rêves tragiques (rêves d'animaux, d'être enterré vivant, de perdre son sang). *Anacardium* s'apaise et oublie en mangeant. *Staphysagria* et *Lycopodium* souffrent d'une rétention permanente des blessures d'amour-propre, celles qui excluent tout pardon et éloignent de toute appréciation objective. On baisse la tête devant les événements du moment, et on s'emporte ; on prolonge une âme de justicier dans ses rêves ou ses fantasmes.

Les pertes de mémoire ont leurs victimes préférentielles. Certains sujets à corpulence large et lourde ont connu une existence marquée par une grande régularité de gestes et de rythme, sans étincelles d'imagination. L'apprentissage et la mise en place des informations a été laborieuse et lente, mais leur mémoire est fidèle et ils savent bien s'organiser en fonction de leurs possibilités. Ils emmagasinent sans éclat, mais les circuits ont la rigueur des sillons bien tracés. Leur vie se déroule selon des rythmes réguliers, leurs vertus sont la durée, la patience. L'intérêt qu'ils portent à la vie s'abrite derrière le solide réseau des habitudes ; ils ressentent une méfiance naturelle vis-à-vis de toute nouveauté.

A partir d'un certain âge, chez eux, la tension artérielle s'élève, les résultats des examens biologiques sont de plus en plus perturbés, reflets d'une société de consommation où le sujet s'est peu à peu laissé entraîner. Les pertes de mémoire font alors leur apparition ; d'abord limitées aux acquisitions récentes, elles s'étendent ensuite aux plus anciennes. C'est la marche à reculons, la fameuse régression vers les souvenirs de l'enfance, après avoir tout perdu du présent. Une certaine rigidité vasculaire est ici en cause et seul le passé résiste à l'effacement.

Calcarea carb. est affecté par la lenteur et la faiblesse de concentration qui l'ont accompagné sa vie durant. La céphalée a souvent accompagné les affections aiguës ou semblait être le signe avant-coureur d'affections prochaines. C'est le mal de tête de la congestion passive qui accroît la paresse de l'esprit, l'indifférence ou l'inaptitude à mémoriser.

La progression intellectuelle, pour certains, a toujours été difficile. En effet, l'enfant *Calcarea carb.* a une perception lente, des gestes maladroits et un vocabulaire restreint. L'adulte prolongera cette silhouette timide, indécise, embarrassée, et le sujet du troisième âge sera exposé aux fuites de mémoire, aux fragilités multiples, à l'image de ses muqueuses respiratoires affaiblies qui sont des portes ouvertes aux rhumes et aux maux de gorge. Son destin sera partagé entre l'humiliation de la déperdition intellectuelle (il ne reconnaît plus très bien les rues, les lieux familiers) et les tourments urinaires. Le corpulent *Calcarea carb.* affiche cette image de lourdeur et de lenteur un peu trop concentrée sur la vie de la table ; mais derrière son embonpoint se dessine la faiblesse dans la vie quotidienne, la sueur apparaît au moindre effort. Pour avoir mal su assurer ses frontières ou sa résistance, il est devenu une porte ouverte aux défaillances, une victime de choix des fuites de mémoire.

Plumbum exprime, à sa manière, les méfaits de l'hypertension sur la mémoire. La lenteur de l'intelligence semble suivre celle du corps, mais le sujet a perdu ses rondeurs. C'est un frileux à épiderme sec, sa peau semble se tendre sur son visage et prend un aspect luisant, alors que celle du corps se dessèche, jaunit ou se couvre de taches brunes. Et il est curieux d'observer que la défaillance intellectuelle suit la courbe de la physiologie. La constipation s'installe, avec des besoins inefficaces; les urines deviennent claires, traduisent l'insuffisance rénale. Cet ensemble exprime bien le ralentissement, l'apathie, la lenteur de la perception. La pensée du sujet devient atone, alors que son pouls et ses oreilles se durcissent!

L'environnement, les intoxications possibles par le plomb provoquent ces états d'amaigrissement avec paralysie et tremblement des extrémités, à l'image des effets expérimentaux de la pollution par ce métal. *Plumbum* est un peu la bouée de sauvetage des victimes de ce ralentissement intellectuel idéatoire qui s'installe durablement au troisième âge. Les métaux lourds, de plus en plus présents dans l'atmosphère des cités industrielles, induisent des modifications lentes de la physiologie et déterminent une toxicité à l'égard des reins, de l'intestin et du système nerveux, et le professeur Cambar, de la Faculté de pharmacie de Bordeaux, a démontré la réduction significative de la mortalité des souris par le plomb, le mercure, le cadmium, par des doses infinitésimales de ces métaux, probation irréfutable de la dose infinitésimale en thérapeutique. La prévention dans le domaine de la pharmacotoxicité consisterait à atténuer ainsi les effets secondaires de certains métaux lourds (par exemple la cisplatine dans la thérapeutique du cancer). On verrait ainsi, à l'avenir, l'assistance de l'acte pharmaceutique par son atténuation infinitésimale, sans perdre le bénéfice recherché.

La tendance à la somnolence est une bien fâcheuse escorte. Cet engourdissement cérébral n'est pas le fait d'un mauvais état digestif ; c'est plutôt l'atonie due à l'inaction, à la démotivation. L'indifférence se met en place, les idées sont en fuite et les pertes de vigilance ne peuvent se combattre que par le maintien de l'activité. Avec *Nux moschata*, *Helleborus* et surtout *Opium*, il est possible de vaincre la torpeur et d'atténuer la pesanteur de la pensée. Fidèles à leur robuste constitution, ils ne se sentent plus dépassés par l'escalade du progrès. Avec *Helleborus* et *Nux moschata*, on lutte contre la somnolence et on tient en éveil les démotivés de l'existence. Au troisième âge, où l'appétit et les instincts restent en place, *Anacardium orientalis* est le soutien de ces trous de mémoire impressionnants où l'on est devenu oublieux des choses qui se sont passées quelques instants auparavant. Les noms se perdent, on devient méfiant, irritable, mais tout semble s'arranger quand on passe à table !

Pour d'autres, longilignes à perceptions intenses, à fragilité sentimentale, à la sensibilité toujours en éveil ou blessée, les pertes de mémoire apparaissent partielles, électives, comme chassées de la conscience par la blessure affective. On sait que lors des circonstances douloureuses on « occulte » et rejette les lieux, les visages qui rappellent de mauvais souvenirs, et les tentatives malheureuses de retour au réel se sanctionnent par la migraine. Enthousiastes mais fatigables, créateurs mais angoissés, ils sont voués à des grandes promesses un jour et à de spectaculaires déroutes le lendemain. Lorsqu'ils sont fatigués psychiquement, ils semblent s'éteindre et se détacher du réel. Si la perception est riche, la fatigue sape sournoisement l'exploitation de l'intellect et de la mémoire, sauf dans les moments d'enthousiasme ou d'étincelles psychiques. Les pensées érotiques, les fantasmes cérébraux ou sexuels savent les animer ou les épuiser. Après avoir brûlé de tout connaître et s'être enflammés à tous les excitants extérieurs, ils sombrent dans l'indifférence. Car leurs feux sont éphémères, leurs antennes sensorielles fragiles, ils s'enfoncent soudain dans une amnésie qui ressemble à un éloignement de la vie. (C'est le cas de *Phosphorus*, qui peut vivre de grands échecs après avoir donné l'illusion de grandes promesses.) La paresse idéatoire l'emporte sur l'organisation volontaire du savoir (*Kali brom.*, *Kali phos.*). En bout de course, le sujet glisse dans la torpeur, le refus d'entendre ou de communiquer, qui inhibe toute expression et met la mémoire en déroute. C'est la démission sans réaction des *Phosphoric acid.* On ressent un poids écrasant au sommet du crâne, les vertiges se mettent en place, le corps se vide lentement et presque sans douleur de son énergie vitale (sueurs, diarrhées). On économise son vocabulaire et les traits s'éteignent. Le ralenti, la démission deviennent impressionnants.

Pour les structures obsessionnelles accablées par leurs propres vicissitudes, leur rendez-vous avec eux-mêmes, la vie mentale est un gaspillage permanent d'idées et une construction intellectuelle imparfaite. Ces sujets, qui ont perdu par agitation le sens critique personnel, introduisent la confusion dans le réel pour se laisser envahir par des peurs imaginaires. C'est la perte de mémoire de tous les noms propres, l'oubli des appareils en service, la perte du fil de la conversation, les fautes d'orthographe par oubli ou inversion de lettres. L'enfant Medorrhinum gâche tout par sa précipitation, il fait ses devoirs hâtivement, malmène la grammaire pour en finir au plus vite. L'agitation de l'esprit s'accompagne, chez lui, d'agitation des jambes et des pieds. Le jour, il est agacé pour des riens, se met à pleurer facilement ; le soir, il retrouve gaieté et entrain. L'adulte, lui, s'agitera le jour, comme pour bâcler les obligations quotidiennes, et pour vivre pleinement la nuit comme gagné par une étonnante soif de vivre. Ce sont des sujets qui tressaillent au moindre bruit, manquent de suite dans les idées, confondent souvent le présent et le passé, ne savent plus mettre de noms sur les visages ; plus ils y pensent, plus ils s'en irritent, et plus la mémoire leur fait défaut !

Les pertes de mémoire peuvent porter sur les faits immédiats, les noms, les chiffres. Medorrhinum subit l'exaspérante humiliation de ne plus savoir ce qu'il vient de lire, comme Lachesis et Staphysagria ; son esprit turbulent s'abîme dans un désordre épuisant. C'est le sujet qui revient sur ses pas pour vérifier la fermeture des fenêtres, du robinet du gaz ou le verrouillage de la porte. Il multiplie les appels téléphoniques, convoque les gens, propose une action d'urgence qu'il décommande quelques heures plus tard. Véritable spécialiste des ordres et des contrordres, il stérilise l'action et affole son entourage.

Pour ceux qui versent dans les euphories excessives suivies de sombre découragement, la mémoire subit les assauts de l'instabilité d'humeur ; on fait des appréciations erronées sur le temps, les gens, les situations. Il ne s'agit plus seulement d'amnésie par un mécanisme de défense, mais d'une méconnaissance volontaire du réel et d'interprétations par trop subjectives. C'est la mémoire confuse et décousue d'un faux présent. Les illusions, les fantasmes deviendront des souvenirs ou plutôt des affabulations à partir de faits qui n'ont pas eu lieu. Ces courtes aberrations s'accompagnent d'agressivité dans les échanges avec les autres, et les passions l'emportent sur l'appréciation objective.

Chez *Anacardium or.*, la fatigue sensorielle et intellectuelle se transforme en perte brutale de mémoire. C'est aussi la perte de confiance en soi avec des effets inattendus. Aux périodes d'inertie, d'irrésolution succèdent de violentes crises de colère ; puis de longues périodes de silence assurent la mise en réserve de l'agressivité et précèdent une nouvelle vague de violence dans les actes ou la fureur d'un verbe déchaîné. Sans aller jusqu'à évoquer l'ambivalence du Dr Jekyll et de Mr Hyde, il est vrai, néanmoins, que le personnage alterne étonnamment insensibilité et cruauté.

Les pertes de mémoire sont une réalité indiscutable. Si l'on sait combattre la somnolence (*Nux moschata*, *Chelidonium*), on peut cicatriser les agaçantes déperditions de mémoire : pour ce que l'on vient de faire (*Baryta carb.*, trop lent pour bien mettre en réserve le présent) ; pour ce que l'on vient de dire (les trop rapides : *Argentum nitricum*, *Medorrhinum* ; les lents ou épuisés : *Helleborus* ou *Arnica* ; les intoxiqués par la surcharge de la vie alimentaire : *Sulfur*) ; pour les événements du jour (*Phosphoric acid*, remède vrai de l'épuisement cérébral, *Rhus tox.*, remède des agités manuels).

Lachesis, *Staphysagria*, emprisonnés par l'humiliation, sont incapables de se remémorer ce qu'ils viennent de lire ; le regard et l'esprit semblent avoir été occultés par l'importance de leur blessure. L'amputation des noms propres frappe *Anacardium orientalis* (il a d'abord exclu de sa mémoire les visages hostiles et refusé leur nom) ; *Lycopodium* (il a surtout retenu les blessures d'amour-propre, et son isolement entretient les fuites de mémoire ; il se coupe peu à peu des liens sociaux) ; *Medorrhinum* a toujours trop brassé d'actions, de mouvements et de rencontres : il ne sait plus mettre de nom sur un visage pourtant connu.

Selon le docteur Schussler [1], des sels minéraux prescrits en doses infinitésimales peuvent corriger les déséquilibres cellulaires et soutenir le tonus intellectuel, car le passage de la santé à la maladie commence par un déséquilibre cellulaire : ces sels biochimiques, au nombre de douze, sont les éléments qui ajustent les entrées et les sorties de part et d'autre de la membrane cellulaire en maintenant constant l'équilibre hydro-électrique de l'organisme. Ces substances minérales semblent bien agir par dose infinitésimale et leur efficacité avait été évoquée par Claude Bernard (dans sa leçon sur les anesthésiques) : toute substance peut, à petite dose, exciter les propriétés, les anéantir à haute dose. Il semble bien y avoir deux remèdes différents suivant la dose faible ou forte employée (c'est la loi d'Arnt-Schultz). Les fuites minérales sont de plus en plus nombreuses. Leur compensation à forte dose est mal supportée. La correction des carences est mieux assurée par la dose infinitésimale.

Au cours de la migraine, le rétrécissement des artères cérébrales prive le cerveau d'oxygène ; des pertes de cellules cérébrales ont vraiment lieu chaque jour, épuisant le capital reçu

1. Dr Lernout, *Comment guérir par les sels biochimiques*, éd. Peyronnet.

à la naissance. Cependant, il est possible d'organiser une défense, d'amortir les blessures affectives, de contrôler les agitations stériles et de restituer la confiance en soi (*Lycopodium*). Désordre irrémédiable pour certains, patiente reconquête pour d'autres, les pertes de mémoire sont un intéressant chapitre de cette médecine à petites doses qui ne ferme jamais les portes à l'espoir.

L'ANGOISSE

> « L'angoisse, atroce despotique, sur mon crâne incliné plante son drapeau noir. »
>
> Charles BAUDELAIRE

Si l'anxiété est une agitation naturelle de l'esprit, tournée vers l'incertitude et l'évaluation des dangers, il est une blessure dont la raison ne vient jamais à bout, c'est l'angoisse. L'anxiété prend appui sur une appréhension excessive du danger et de la souffrance qui menacent le corps ; c'est l'installation permanente dans l'inquiétude avec, au bout, l'espoir d'être réellement secouru. L'angoisse est un malaise aigu, beaucoup plus physique, où l'agitation prédomine et se complique de réactions d'agressivité ou de fuite. Elle se présente comme une peur sans objet, l'attente d'un mal imminent, indéfini, sans espoir de secours. C'est le frein le plus douloureux et le plus mystérieux à l'action humaine. On redoute le monde extérieur, mais bien plus encore son propre monde intérieur. A chaque pas se dessinent les indices d'un douloureux et indéfinissable destin. Cette peur est une interrogation métaphysique sur l'existence.

La gorge se serre, le diaphragme se noue, le cœur bondit et paraît enfermé dans un thorax trop étroit. Seule une mort proche peut envahir d'une peur aussi intense ; l'issue fatale est sûrement là, mais on ne sait ni la regarder ni faire face.

On ne trouve plus l'issue, on se sent anéanti, on est prisonnier de la peur, ce mal étrange qui bloque le souffle.

C'est souvent dans l'enfance que l'angoisse a pris ses racines. Ce monde est l'hôte le plus naturel de la peur et tout d'abord chez le bébé avec la peur des visages qui n'est pas l'image rassurante de la mère. Puis, tout ce qui est perçu comme étranger peut être hostile ou menaçant pour la vie. C'est l'écho spontané de la fragilité humaine face à ce qui l'entoure. Les incidents de santé, les perceptions de la mala die par l'enfant, les étapes rapides de la croissance vont devenir de délicats moments d'adaptation. L'enfant assume une précaire défense en invoquant le mal de tête, les nausées, le mal au ventre, les douleurs dans les jambes. Ce comportement s'installe plus fréquemment lorsqu'un des membres de la famille semble avoir vécu ce même registre douloureux, réplique singulière des conduites enregistrées. L'enfant sait amplifier les dangers, les signaux d'un monde hostile, car sa perception est essentiellement affective.

Pour Freud, c'est la répression des pulsions, le traumatisme sexuel qui s'installent le plus lourdement dans l'inconscient. Pour d'autres, cette angoisse est le chemin nécessaire de la vie, l'éveil qui doit assurer l'autonomie, mener à l'épanouissement, valeurs inséparables de la croissance : on ne peut se déterminer qu'en projetant une certaine inquiétude sur le monde.

L'intensité de l'angoisse prend place lourdement dans l'esprit ; elle investit les moindres recoins de la mémoire, comme seules les blessures affectives savent le faire. L'enfant s'installe dans la terreur du noir de la nuit ; il veut qu'on reste près de lui, qu'on laisse une lumière allumée, et chaque jour voit reparaître, à l'approche du crépuscule, le même scénario où vont resurgir ses ennemis réguliers de l'ombre. Très souvent, l'enfant, comme l'adulte, vit en secret l'attente de ces heures, se défendant de le reconnaître, et nie par le verbe ou la bravade l'ennemi sournois qu'il n'évitera point. Parfois, l'angoisse s'exprime par des passages à l'acte, des fugues, des exigences insupportables car il n'existe pas chez l'enfant de mécanisme de contention. L'émotion peut avoir une intensité destructive. C'est pour lui une atteinte sans appel à la liberté qui s'investit aussitôt en peur panique.

La névrose phobique constitue un tableau éclatant de l'angoisse. C'est une crainte reconnue par le sujet, déclenchée par la présence d'un objet, d'une situation particulière, et qui ne présente pourtant pas de caractère dangereux. Elle disparaît immédiatement lorsqu'on évite les rencontres, les circonstances qui la suscitent.

C'est dans la « seconde enfance » que s'installent ces situations d'alarme. L'enfant aura peur des animaux, des araignées, des chiens, des monstres, des fantômes, des couloirs, des hauteurs ou du vide (et même de son médecin !). Cela s'atténuera à l'adolescence. Mais l'adulte va découvrir avec intensité la peur des grands espaces (agoraphobie), des lieux clos (claustrophobie), la peur du vide, d'être dans un ascenseur, de prendre le métro, de passer sous un tunnel. La peur est si intense qu'il faudra fuir ou éviter, et le sujet n'en sort que grâce à une présence rassurante, un enfant, un animal, un objet... ou le tube de tranquillisants toujours en poche ! Pour les psychanalystes, la phobie serait la crainte ou la répression d'une pulsion interdite. L'angoisse nous offre un certain compromis d'attitude en déplaçant cette crainte sur un objet que l'on peut facilement éviter.

La thérapeutique doit être un parcours rassurant pour l'individu. Pour les comportementalistes il faut faire perdre à la situation son intensité angoissante en la faisant déchiffrer par le malade lui-même, afin d'en réduire les proportions et de la ramener à un niveau d'émotion plus supportable. On a, naturellement, à identifier la circonstance traumatisante initiale logée dans l'inconscient, et à la dépouiller de son mystère. Le médecin doit laisser entendre au malade qu'il a compris le fond d'un problème qui, en apparence, semble échapper au raisonnement.

Réduire l'intensité de l'angoisse est sans doute la plus heureuse thérapeutique. En restituant à toute chose de plus justes dimensions, on dédramatise les situations, on encourage la maîtrise de soi, ce qui permet d'atteindre une meilleure maturité affective. L'angoisse s'atténue, et on apprend peu à peu à marcher seul, sans appui, à recouvrer l'autonomie perdue ; l'appel aux autres devient moins exigeant. On a fait remonter la peur inconsciente vers la surface ; elle sera un obstacle visible, désormais, et non plus ce gouffre sans fond où plongeaient les regards épouvantés.

Mais il faut du temps pour venir à bout de cet adversaire sournois...

L'homéopathe, en percevant ces mêmes appels, détectera la structure, les dispositions émotionnelles, exploitera les défenses conscientes organisées. Son action est différente de celle du psychologue qui cherche à élucider, clarifier et dynamiser la réaction volontaire. Le barrage de l'angoisse est difficile à vaincre et le recours à l'infinitésimal a l'avantage d'apporter aux médecines de l'esprit une réduction du temps thérapeutique. En dehors de la trame secrète de l'inconscient, l'homme héberge dans son corps des points faibles où vont se loger les retentissements émotionnels des points de fixation privilégiés qui vont mémoriser les vagues de l'angoisse ou peuvent la faire naître.

L'angoisse de la maladie cardiaque est bien connue et célèbre pour alimenter les affections à issue fatale, à menace brutale. Les recours imposants aux électrocardiogrammes (toujours négatifs) sont l'indice de ce tourment qui s'empare de l'existence humaine. C'est le premier symptôme du spasmophile : il éprouve une sensation de mort imminente, comme une mort « miniaturisée », avec son cortège de défaillances et de sueurs froides.

Aconit traduit les symptômes de l'angoisse cardiaque frappant avec une violence inouïe. Le larynx est étroit, le cœur est enfermé dans un anneau d'acier. On réclame d'urgence le SOS médical, l'ambulance, le spécialiste : c'est l'appel aux soins immédiats. On ne supporte ni la foule, ni la rue, ni les espaces clos (le cercueil), ni l'obscurité. Parfois, les menaces sur le cœur se prolongent en engourdissement vers le bras gauche. Tout ce qui est intense, irraisonné doit faire penser à *Aconit*. Les enfants nés avec un début d'asphyxie à la naissance par circulaire du cordon autour du cou présentent souvent les symptômes d'*Aconit*.

Arsenic album est le grand angoissé de la nuit. Pessimiste et déprimé, il sent en lui la grande faiblesse qui semble réduire sa vie malgré toutes les ressources de la science médicale. Il a, sa vie durant, côtoyé la mort en secret ; il redoute celle qui rôde, l'assaille ou l'assiège, pour imposer un jour sa redoutable issue. Une physiologie de constante défensive ne peut qu'encourager cette forme d'inquiétude.

L'angoisse irraisonnée de *Moschus* est la caractéristique de la plainte du spasmophile. L'étau autour de la gorge ou du thorax devient un impressionnant symptôme de l'angoisse moderne. On ressent de plus en plus des palpitations incontrôlées, un besoin de soupirer qui n'est qu'un bref exutoire à l'oppression de vivre ; le cœur habituellement silencieux devient si affolé que l'on redoute la défaillance ou la perte de connaissance. Comme la désadaptation de l'homme à l'environnement thermique s'accroît, on éprouve davantage d'oppression par exposition au froid (*Moschus*) ou aux atmosphères surchauffées (*Ammonium carb*, *Lachesis*). La nuit voit le transfert de la surexcitation et des fantasmes pendant le jour ; l'épine dorsale paraît meurtrie et les jambes ne connaissent pas de repos. Des courbatures, des sensations électriques s'installent au niveau de la peau. *Moschus* est devenu, avec ses menaces d'évanouissement ou ses pertes de connaissance, un grand remède des gens des villes, alors que ceux de la campagne sont peu concernés par son indication.

Les angoisses peuvent naître à partir d'insuffisances respiratoires partielles, de capacités pulmonaires réduites ou de respiration inadaptée à l'effort. Il est curieux de constater que le nombre des allergiques respiratoires est en progression constante. Les plaintes sur la qualité du souffle en parlant, en riant, par effort minime sont de plus en plus évoquées. Parallèlement les conjonctives sont irritées, les narines s'enflamment et s'obstruent, des éternuements en salves précèdent l'obstruction nasale définitive. Tous ces signes discrets de l'oppression engendrée par les pollutions d'environnement deviennent les circonstances favorables à l'installation d'une angoisse inconsciente. Et les allergiques sont des angoissés en puissance.

Les longilignes déminéralisés, excités sensoriels (les Phosphoriques) fournissent le plus spectaculaire contingent de ces insuffisances respiratoires qui entretiennent des angoisses inconscientes. L'adolescent succède à l'enfant qui est tout à la fois réceptivité et fragilité. Leur univers est tapissé de riches perceptions sensorielles qui ont pris place dans l'inconscient et modelé les conduites. En tête on trouve la peur de l'obscurité, des fantômes, des voleurs. *Natrum mur.* en est le point culminant; sa structure vitale lui a paru toujours menacée d'effraction, sa peur de la nuit et des voleurs est liée à l'inquiétude qu'il nourrit face au destin. Fort par orgueil, il est faible par ses racines, craint toutes les attaques, et l'épaisseur de son portail ne lui paraît jamais solide! Cet adolescent sans vigueur projette sa tristesse, ses larmes de faiblesse sur un monde difficile à aborder. Il ne faut pas le consoler car c'est élargir le miroir de ses déficiences et les lui rendre encore plus redoutables à vivre.

Phosphorus, silhouette élancée à croissance rapide, est un familier de l'angoisse : il craint le crépuscule, la nuit, l'orage, la solitude. C'est une flamme vive, inquiète de sa propre identité face au monde qui l'accueille. Il peut être à la fois une brillante promesse ou une démission sans combat; son enthousiasme est, comme sa respiration, puissant et vite défaillant. Les pressentiments l'envahissent et le conduisent au doute ou à l'échec. Éclat fugitif ou ombre pesante, c'est l'artiste de grand avenir, qui demeure parfois des années sans produire. Lumière par excès ou démesure, ombre par spectaculaire abdication, le champ de conscience est toujours dominé, chez *Phosphorus*, par l'angoisse d'exister.

Actea racemosa voit son angoisse s'aggraver à l'approche des règles. La décompensation hormonale du spasmophile semble précipiter l'esprit dans un grand malaise. La versatilité, la fragilité d'humeur est un moment d'épuisement mental coïncidant avec la périodicité menstruelle. Non seulement on s'inquiète à propos de tout et de rien, mais la panique surgit avec l'appréhension du vide, la crainte de s'approcher d'un balcon, la peur de se jeter d'un véhicule en marche, la sensation d'avoir la tête « enveloppée d'un nuage », surtout lorsque les muscles sont déjà affectés de contractures ou de spasmes par le froid. C'est la championne de la douleur cardiaque sans traduction à l'électrocardiogramme !... qui s'apaise heureusement en parlant ou en passant à table.

Lilium tigrinum traduit l'angoisse d'une personne agitée, versatile, agacée par des riens, qui a bien du mal à se montrer aimable en société. Elle se plaint fréquemment du cœur, et surtout d'une congestion abdominale avant les règles, avec agitation de l'esprit, en rapport avec une sexualité censurée et/ou culpabilisante. Le comportement devient sec et cassant, l'irritabilité disproportionnée ; l'amitié sera d'un médiocre secours auprès des *Lilium tigrinum* car la consolation les agace et ne résout pas leur inconfort. On s'installe dans une rumination illogique, lourde de confusion, surtout en ce qui concerne ses sensations corporelles. La peur des maladies deviendra, à la limite, cette angoisse permanente de la vie, essentiellement quand on s'interroge sur les sensations de constriction, d'étau qui semblent atteindre le souffle et le fil de la vie...

L'angoisse de *Platina* est une discordance permanente avec ses fantasmes cérébraux. L'excitation sexuelle s'est peut-être allumée puis censurée ; les tourments se mettent en place (démesure, orgueil), entrecoupés de peur de devenir folle, de mourir, oscillation entre l'agitation et l'accablement, dégoût de la vie pour soi, ou contre les autres ; elle gâche la relation avec l'homme qu'elle conduit fatalement à l'affrontement. Désarroi des temps modernes qui accélère un peu l'évolution féminine, l'hypertrophie, parfois, la précipite vers ces céphalées d'irréalisation de soi.

On a tendance à accepter de nos jours que les grandes maladies de l'univers mental aient des origines héréditaires programmées et que le corps soit ce lieu où se forgent les désordres de la pensée ; la traduction des symptômes, les thérapeutiques resteront du domaine psychiatrique, mais l'élaboration demeure biologique. En observant ces liaisons, le médecin homéopathe est attentif à ces authentiques laboratoires organiques de l'angoisse. La fragilité hépatique, le surmenage des fonctions digestives conduisent à certaines formes d'angoisse à partir de la deuxième partie de la vie. C'est l'âge aussi où les défaillances de l'ouïe, de la vision, de la mémoire viennent se conjuguer aux autres atteintes du corps. La réduction de l'énergie se transforme en interrogation inquiète autour d'une épreuve physique ou d'une fin prochaine.

Laboratoire mystérieux d'assimilation et de transformation, le foie est le grand centre des réactions indispensables à la vie. Il distribue la nourriture assimilable aux tissus et répartit la chaleur à travers le corps. La déficience hépatique accable le corps et l'esprit ; l'embonpoint, la lenteur s'installent et l'inertie psychique désamorce la volonté de vivre. Les peurs se multiplient, peur de manquer d'argent, de voir ses proches victimes d'accident ; les tâches paraissent insurmontables et la panique s'installe à l'idée d'entreprendre quelque chose de nouveau. L'angoisse a pris le sens de la défaillance organique. L'excès de psycho-affectivité n'est plus affaire de tranquillisants mais se résout par les justes soins apportés à la cellule hépatique (*Chelidonium*, *Lycopodium*).

Lycopodium est bien cette image de la grande dépréciation de soi à l'échelle de la défaillance hépatique. Une grande lucidité a escorté une faiblesse toujours existante. Les premiers actes chirurgicaux, de courtes indisponibilités viennent consacrer ses faiblesses et deviennent les premières larmes versées sur l'échec et l'appréhension de l'inexorable déclin du troisième âge.

Les impatients, les agités mentaux ouvrent largement la porte à toutes les angoisses car ils sont privés des filtres calmes de la conscience et leur vie se transforme rapidement en enfer de l'âme. *Argentum nitricum* est le roi de l'impatience. Chaque motif d'insécurité est multiplié, amplifié dans son esprit. Il ne marche pas, il court, se bat avec le temps et, en marchant, il a parfois l'impression de tituber. Longer un cours d'eau ou traverser un pont lui font craindre de se précipiter vers le vide ; la foule l'effraie, il s'y sent mal à l'aise ; la hauteur l'impressionne, il se croit menacé par elle. Sa vie devient une vraie course contre la montre. Il pense intensément à son lieu de vacances trois mois avant le départ, et dès les premiers jours de repos, son esprit est déjà sur le chemin du retour. Il ne sait pas profiter du repos qui l'angoisse, et le désordre de son comportement devient un vertige, un épuisement pour son entourage. L'épouse constate à la retraite combien le travail était une précieuse thérapeutique pour cet émotif immature qui parle souvent de mort prochaine ou d'affection incurable.

Thuya et *Medorrhinum* sont tellement impressionnables que leur esprit est peu à peu assiégé par l'obsession. C'est le harcèlement par la projection de ses fautes. Les angoisses apparaissent à l'obscurité. On redoute une présence étrangère dans la chambre, des figures terrifiantes semblent surgir autour de soi, et l'esprit, envahi par d'épuisantes images mentales, ne sait plus percevoir le réel. La vie tourne parfois au cauchemar.

TRISTESSE ET VAGUE À L'ÂME : LA DÉPRESSION

> « L'organisation psychique est la même pour tous les hommes. Les lois qui régissent la vie psychique sont également pour tous les mêmes. »
>
> Paul DIEL,
> *Psychologie de la motivation*

Si l'angoisse est cette panique qui saisit l'individu, il est une souffrance qui peut prendre une place durable dans la vie quotidienne : l'éloignement des autres et de la vie, ce que l'on désigne par un terme à la mode : la dépression.

L'anxiété a été définie comme une peur sans objet apparent, la dépression, elle, se caractérise par une tristesse durable, associant des sentiments de dévaluation, d'impuissance et d'inutilité. Le dépressif a l'impression de devenir transparent dans la rue et de ne plus être remarqué par personne. La vie se ralentit ; les idées, les intérêts, les affections, les gestes de la vie quotidienne semblent s'immobiliser à l'image des pas qui se paralysent au sol. On souhaite l'arrivée du soir, et le soir celle du matin. L'insomnie frappe à 4 heures du matin. On perd l'appétit et du poids. Peu à peu on se désintéresse de tout. La dépression est cette vision négative où l'existence peut être en danger si l'on croit que rien d'heureux ne peut plus vous arriver.

Le découragement économique et politique d'une nation peut amplifier les frustrations et favoriser les naufrages car l'État solidaire, l'État providence n'assure pas la prise en charge des problèmes individuels... Et les tranquillisants de confort ne peuvent que masquer les problèmes sans pouvoir les résoudre.

La dépression est dominée par un sentiment de profonde dévalorisation ou écœurement de soi. Elle affecte autant le corps que l'esprit. Les idées se ralentissent, sont sans suite apparente, le verbe ne « sort » plus, comme s'il s'étranglait dans la gorge ; le faciès se fige, les gestes deviennent lents ; on se voûte devant la vie.

Une invalidité de longue durée se met en place avec le désespoir de guérir et de ne plus rien avoir à espérer du secours médical. L'ombre de la dépression est dangereuse, le corps médical la prend très au sérieux et cherche son dépistage précoce. Elle frappe d'abord les adolescents, chez lesquels on voit la scolarité en perte de vitesse, les rapports familiaux se tendre ; la vie se passe en langueur, en repli sur soi. Les échecs scolaires déclenchent la rumination, l'abattement et le sentiment d'infériorité. L'adulte est en face d'elle dans la vie sociale, soit par excès de travail, soit par crainte de le perdre. La femme à la ménopause perd son sommeil, l'intérêt pour sa famille, et toutes les tâches journalières lui paraissent insurmontables. La dépression prend toute sa dimension au troisième âge, à la mise en retraite, par la perte du conjoint, avec des signes survenant soit au moment du décès, soit longtemps après. Car la douleur morale peut anéantir. Cette tristesse sans fin, c'est la perception négative de la vie. On semble résigné à un malheur irréversible. Les mots « espoir » et « avenir » n'ont alors plus de sens. Les dommages paraissent irréparables. En supplément à l'indifférence, la migraine s'installe durablement : elle colle à l'existence. On devient asthénique parce qu'on dort de plus en plus mal et on se réveille à 4 heures du matin en ressassant toutes les difficultés.

De nos jours, les chocs affectifs, les mésententes sexuelles l'emportent de plus en plus sur les obstacles de la vie professionnelle, et l'humanité commence à découvrir les grands désarrois, décrits par les psychanalystes, qui engendrent cette « peur de vivre ». Elle n'a qu'une cause : N'AVOIR JAMAIS CONNU D'AMOUR OU NE PLUS ÊTRE AIMÉ. L'aptitude à s'en sortir dépend d'abord du verbe, de la possibilité de libérer les tensions par les mots, d'exprimer les émotions retenues ; et la chaleur de l'amitié est précieuse pour atténuer le pessimisme et mettre du baume à l'âme. Les théories, toujours sophistiquées, ne disent jamais assez cette évidence simple : toute souffrance est manque d'amour.

Le corps médical découvre cette peur de vivre qui se traduit par la loi du silence ou le refus de communiquer. Le vide affectif est écrasant, à savoir : ON NE PEUT PAS DONNER L'AMOUR QUE L'ON N'A PAS REÇU, ON NE PEUT PAS TRANSMETTRE CE QU'ON N'A PAS APPRIS. L'enfant qu'on laisse crier sans réconfort et sans affection, celui qui a été éloigné de sa mère par un séjour à l'hôpital dans les premières semaines de la vie seront hantés profondément par cette « peur de vivre » si un apport d'amour n'est pas venu à temps réparer le mal. Sa vie durant, il lui faudra se forcer à paraître, à remplir ses devoirs professionnels d'adulte, pour rentrer le soir chez lui en face de ce même vide. C'est l'heure où les masques tombent, et où son adversaire, la solitude affective, reprend le dessus.

Mais les dispositions humaines — on l'a vu — ne sont pas égales. Il y a les grands silencieux, ceux qui se refusent à ouvrir les frontières, qui croient découvrir chez les autres un sentiment permanent d'agression ; ils rejettent le secours et se refusent à nouer des liens avec autrui. Certains deviennent scrupuleux, perfectionnistes, fuient les attitudes nouvelles qui bouleversent leurs habitudes. Il y a aussi les méfiants, les rigides, les taciturnes qui ne supportent pas la moindre critique. Ils peuvent « résider » en dépression depuis longtemps ou s'y installer brusquement par le jeu des circonstances. Le sujet se met alors à attribuer aux autres les critiques qu'au fond il s'adresse à lui-même.

La médecine doit être une aide personnalisée, et non le distributeur de tranquillisants qui sont de plus en plus distribués à ces maladies « sans étiquette » qui feront des malades « sans identité ». Les « pilules de bonheur » emprisonnent la liberté d'une autre manière car ce sont des armes lourdes qui font perdre le goût de la lutte. Ce faisant, elles accroissent largement les dangers. La dépression est une atteinte de l'humeur, ce tonus affectif de base qui ne s'habitue plus à l'ambiance. La fatigue est un symptôme toujours présent et disproportionné à l'effort, le sommeil perd ses vertus réparatrices, et l'on ne sait plus récupérer par les moyens naturels ; on se sent inexplicablement limité dans ses possibilités.

La « déprime » se traduit souvent par des malaises physiques, qui représentent l'état d'alerte émotionnel sur les points faibles du corps : le cœur, la respiration, les muscles. La boule dans la gorge s'installe, puis viennent les sueurs, enfin de vagues douleurs d'estomac, des nausées, un point à la vésicule biliaire, quelques vertiges. Les examens seront toujours négatifs. Ce sont les signes d'une dépression masquée, larvée ou retardée. Diagnostic toujours difficile pour le corps médical qui doit s'en tenir aux seules valeurs objectives. L'érosion par les stress n'attaque pas le mental, comme l'intoxication alimentaire frappe l'estomac. Le sujet peut différer ou retarder ses réactions. A l'occasion d'un décès, par exemple, le sujet peut rester actif pendant un temps, assumer ses responsabilités sociales ou administratives, et puis subitement sombrer, six mois plus tard, après avoir mené à terme les opérations de succession (*Ignatia*, *Gelsemium*). Les mouches volantes apparaissent devant les yeux, la bouche devient sèche et des « débâcles » urinaires se déclenchent à la moindre émotion. Les maux de tête s'installent, comme de douloureuses cloches d'alarme, car la théorie du déficit en sérotonine se confirme dans le terrain dépressif. Cette altération biochimique joue un rôle important dans le sommeil, la névrose, la dépression : le taux de sérotonine, en effet, permet une qualité de sommeil profond ou, au contraire, peut faire apparaître les cauchemars. Sa présence calme l'anxiété et son épuisement libère les refoulements, les « idées noires » et l'agitation chez les impulsifs. Mais le déficit en sérotonine n'est jamais, à lui seul, la clef unique, il entraîne d'autres dérèglements biochimiques au niveau des mystérieuses associations des cellules cérébrales. Si la sérotonine est un facteur constamment invoqué dans la dépression et la migraine, il n'est jamais le seul coupable.

A ce stade, les méthodes de relaxation et de psychothérapie peuvent venir au secours du déprimé. La première consiste à déplacer vers les membres l'énergie excessive concentrée dans le pôle supérieur cérébral. Elle lève l'inhibition dans les manifestations fonctionnelles des névroses en relâchant les tensions musculaires et en répartissant de manière plus harmonieuse les courants énergétiques qui parcourent notre corps tels les méridiens autour de la terre.

La relaxation a fait preuve de cette unité indissociable entre le physique et le mental. La vie émotionnelle modifie le tonus corporel et les transformations de celui-ci peuvent, à leur tour, entretenir l'anxiété. Le corps reste toujours d'un bon secours pour libérer le prisonnier de pensées douloureuses ; il maintient ce niveau d'unité, d'harmonie que la maladie rompt. Le déprimé qui reste un membre actif de la société se sortira mieux du passage critique que celui qui se laisse aller à son mal, et les soins donnés au corps deviennent de précieux auxiliaires de l'esprit.

La psychothérapie se propose d'améliorer le fonctionnement mental non altéré par la dépression. Elle aide le malade à dégager une meilleure motivation à vivre et à écarter les pensées négatives. Elle peut évoquer et corriger certains mécanismes inconscients de la dépression qui favorisent l'intériorisation et l'agressivité contre soi ou les autres.

L'homme dispose donc de signaux pour attirer l'attention du médecin sur la réalité de cet état qui peut être à la fois physiologique et psychologique. Lorsque l'influence des événements de la vie, le stress sont manifestes, l'homéopathie évite le recours aux antidépresseurs. Ce qu'on appelle les dépressions réactionnelles (les chocs affectifs) réagissent à *Ignatia*, *Kali phos.*, *Phosphoric acid*, *Causticum*. Les affections cardiaques qui ralentissent le sens de la vie sont souvent accompagnées de risque dépressif; lorsqu'elles sont mieux soutenues, elles voient se réduire les réactions de lenteur et d'indifférence. Les affections débilitantes, les convalescences mal assurées comportent le même risque. On peut combattre le manque de sommeil (*Cocculus*, *Phosphoric acid*, *Zincum*), le surmenage cérébral (*Kali phos.*, *Kali brom.*, *Anacardium*). Le ralentissement mental et physique se voit amélioré avec *Phosphorus*, *Picric acid* et *Zincum*.

Les véritables dépressions réactionnelles ont de grands chefs de file : *Colocynthis*, lorsqu'une sourde colère a habité longtemps l'esprit. C'est l'indignation qui colle aux organes, se traduit par des coliques, des paroxysmes douloureux du ventre qu'on apaise en se « repliant » sur son mal. C'est le remède des crampes d'estomac où les poudres alcalines demeurent sans effet car sans action sur les malentendus de l'existence.

Staphysagria est le pansement de l'amour-propre blessé qui s'enfonce dans la dépression socioprofessionnelle : les yeux se creusent, la rumination se met en place, on explose contre les siens. Les besoins impérieux de la vessie, le corps qui se couvre d'éruptions cutanées viennent traduire les protestations de l'âme par l'intermédiaire du système neurovégétatif. Plus les revendications cutanées et urinaires de *Staphysagria* tarderont à être reconnues et plus la névrose s'aggravera.

Ignatia est, sans doute, le plus singulier remède de la dépression à expression corporelle. Celle-ci s'est installée aux circonstances de deuil, on n'a pas su pleurer, on n'est pas davantage libre quand il s'agit de rire, mais on délègue des plaintes tenaces à la gorge, à l'estomac, au cœur, et la migraine est l'écho de ce fameux « clou » que l'existence vous a planté, vous « offrant » là votre participation à la souffrance universelle. Les mâchoires sont crispées; on use l'émail des dents autant la nuit que le jour ; paupières et lèvres s'agitent de soubresauts, de tressaillements d'impuissance. On pousse de grands soupirs, comme pour évacuer ses peines, mais on ne se confie pas ; les chagrins restent tapis pour ne pas inspirer la pitié. La dépression est toujours présente chez Ignatia, mais tant qu'elle est fixée aux lieux du corps, elle n'empêche pas le sujet de vivre. Ici on ne trouve pas de sentiment de persécution ou de haine, tout au plus le reproche que l'on se fait à soi-même de se fâcher ou de perdre son contrôle. *Ignatia* est la Benzodiazépine du stress, mais sans dépendance, sans effets secondaires.

Ignatia multiplie, dans la dépression, les paradoxes et les contradictions. Sa vitrine de symptômes est la plus richement individualisée de l'âme féminine. Lorsqu'elle est, mentalement ou physiquement, épuisée par un chagrin de longue durée, les conduites singulières éclatent. Les douleurs de gorge sont améliorées en mangeant, les aliments solides sont mieux tolérés que les liquides. On rit de façon involontaire là où il faudrait pleurer. On conserve les aliments lourds et on vomit les repas légers. La tête, envahie de migraine, ne supporte pas le toucher mais s'améliore par la pression; les hémorroïdes douloureuses se réveillent après contrariété et s'améliorent en marchant. L'estomac est en souffrance, mais singulièrement on vient réclamer des aliments froids, on sera attiré par les aliments les plus indigestes ; on supporte le lait pris au pis de la vache, mais on a des nausées au lait bouilli écrémé. Les régimes alimentaires n'arrivent pas à bout des chiffres du cholestérol, des triglycérides ou de la glycémie, mais on défie les régimes d'épargne ! On mange sans restriction spécifique et les examens biologiques ont tendance à se normaliser. On peut dire qu'*Ignatia* est souvent l'indication de tous les échecs de la médecine face à ces expressions du corps qui bouleversent la logique médicale et perturbent les données des appareils.

Nux vomica, n'a connu sa vie durant que la rage, la révolte, le besoin d'agir ; la réaction instantanée a été la réplique de ce grand combattant. Lorsque la dépression arrive, c'est l'échec, l'impossibilité d'avoir raison en toute circonstance et contre tout le monde; et après que l'alcool a passagèrement levé l'anxiété, les colères se réveillent plus redoutables encore. Les accrochages deviennent nombreux au réveil. Les jugements sur les autres sont sans appel et, sur les routes, tous les automobilistes mériteraient le retrait du permis de conduire ou le passage en justice! Les déceptions accumulées préfacent des fins de parcours désolantes, où l'écœurement moral et digestif viendront se conjuguer. La dépression s'est installée dans l'esprit, l'estomac, et toutes les réactions deviennent récalcitrantes. La volonté n'a plus la maîtrise des automatismes; on enrage contre sa propre inefficacité et l'homme au fleuret redoutable ne sait plus alors digérer les « sabres de l'existence ». C'est la rançon de ceux qui maltraitent les lois de la nature et veulent les imposer aux autres. Les hautes dilutions de *Nux vomica* (30H) agissent sur les dépressions des grands chefs!

Le tranquillisant égalise les besoins mais n'encourage pas la réaction salutaire. Le stress par le bruit achève la capitulation, et les contusions de l'esprit s'appellent désormais courbatures du corps; on rejette le soutien des autres, et la trame affective ne sait plus s'exprimer que par l'agressivité ou la violence (*Arnica*). L'hypersensibilité au bruit encourage l'état dépressif (*Theridion*).

La prescription d'*Arnica* est le baume de toutes les dépressions alimentées par les états de fatigue mal dépistés; la peau se charge alors de séborrhée et sur le visage s'installent des pustules, ces plaies de l'intérieur projetées sur la vitrine du corps (*Natrum mur.*, *Selenium*). La contusion par le stress chez *Arnica* fait naître la stupeur et la prostration, comme si l'on désertait le lieu du combat, tandis que la terreur s'installe la nuit dans les cauchemars.

C'est ici le « saignement » le plus éloquent de l'affectivité. Il se fait sans larmes, dans cette apathie qui ressemble à l'abandon du présent : « Je n'ai pas besoin de vous, je ne vous ai pas demandé, laissez-moi en paix. » *Arnica* est le remède des enfants épuisés ou traumatisés par le déchirement familial, de ces gens émoussés par les deuils et les conflits. Le lit où ils reposent n'apporte ni repos ni répit et ils ont la plus vive réticence à être touchés, approchés ou réconfortés ; ils fuient la chaleur du regard car tout effort coûte. C'est bel et bien la dépression-rupture qui s'interdit toute chance de salut. La vie se dérobe, le pouls s'affole pour une simple petite montée d'escalier. C'est la pensée en état de choc qui déserte l'obligation de vivre. Les membres, les doigts s'agitent comme ultime prolongement de l'existence et semblent chercher à assurer un dernier contact avec le réel. *Kali bromatum* manipule fébrilement des objets comme pour se rassurer. *Helonias* semble mieux se porter lorsqu'elle multiplie les occupations, lorsqu'elle déplace des meubles, la plus humaine manière de ne pas penser à ses troubles.

Gelsemium est le redresseur ultime des faibles submergés par l'inhibition, la peur de vivre. Depuis longtemps, le ralentissement s'est installé. La dépression est le miroir déformant où se projettent sans pitié ses ennemis de l'ombre. Mais l'émotivité n'écrase pas que les faibles ; les autoritaires rigides y sombrent eux aussi par survalorisation d'eux-mêmes, crainte de tomber malade, peur des microbes, déclin du corps. Parfois même le déprimé accentue sa faiblesse pour solliciter sympathie et assistance. Les caractères les plus durs, les excités mentaux agressifs trouvent aussi appui auprès de *Gelsemium* car, après les incendies émotionnels, une appréhension de soi peut apparaître ; peu apparente dans l'affrontement, elle resurgit dans les moments de retour au calme, les rencontres avec soi. Mais on ne peut ignorer les troubles biologiques hormonaux qui participent, sans aucun doute, à la réalité du terrain dépressif.

Il y a sans doute aussi cette ponctualité des heures, des jours, où le taux de sérotonine s'effondre et déclenche le vague à l'âme. Il semble exister une périodicité horaire et mensuelle, ou annuelle, des états dépressifs, rendez-vous mystérieux avec des chutes hormonales qui brisent l'équilibre, et l'horaire des défaillances deviendra pour l'homéopathe une précieuse indication thérapeutique.

L'horizon est effondré au réveil chez *Lachesis* ; c'est un petit néant matinal qui fait suite à la vive agitation de la nuit. La lassitude de vivre apparaît le matin à ces inquiets du corps et de l'existence qui n'ont jamais reçu la grâce de la vitalité (*l'Arsenicum album*).

Aurum, hypertendu, connaîtra lui aussi la dépression la nuit au lit ; ses artères rigides ont déjà raccourci son temps de sommeil, allongé les heures d'interrogation mélancolique sur les êtres, les choses de la vie. La nuit inspire de l'inquiétude à son corps lourd, ralentit ses réflexes et oriente ses pensées vers un sens négatif.

L'insuffisance hormonale coupe l'élan vital et alimente la tristesse avant les règles. *Natrum mur.*, *Sepia* illustrent de façon douloureuse ces états dépressifs entretenus par une baisse du taux de folliculine. *Conium* est le remède de la solitude et de la sagesse lourdes à porter. *Lycopodium*, irritable, prend la mesure de ses échecs et de son incommunicabilité. La mélancolie de l'adolescence, la tristesse de fin de parcours à la ménopause sont peut être des moments critiques pour le taux de sérotonine. Mais la contrepartie hormonale ne guérit pas. La considération endocrinienne sur la psyché dépend toujours de la personnalité, de sa constitution, de la synthèse des empreintes du passé autant que des carences hormonales présentes.

Il semble exister de grandes familles où la tristesse s'installe comme en terre d'élection, comme un malentendu de longue durée. *Sepia* est le remède de l'indifférence et des incompréhensibles aversions pour sa propre famille, mélancolie sévère de ceux qui ne savent ni crier ni exploser et subissent ou pleurent en silence leur condition. Une physiologie sans ressort, un tube digestif atone, une persistante imprégnation colibacillaire, et voilà Sepia installée dans la morosité, le dégoût de la vie. Les angoisses, les passions la désertent, le corps semble s'éteindre lentement. L'irascibilité explose en de rares circonstances comme pour défendre cette solitude devenue solide refuge.

Pour *Natrum mur.*, la faiblesse est l'aiguillon de l'orgueil et l'encouragement à la solitude : on se sent un perpétuel « mal aimé ». Mais ici la dépression s'aggrave. On ne trouve plus en place les réactions spasmodiques d'*Ignatia*. On s'abandonne dans une solitude persistante, avec d'inaccessibles retranchements, à cent lieues de la réalité présente.

La dévalorisation de soi peut devenir un redoutable ralentissement ; c'est la tentation suicidaire. La marche semble s'arrêter, les regards vers l'avant sont interdits : « A quoi bon, je n'y arrive plus, rien ne vaut la peine... » Ce resserrement du champ de conscience, ce dénigrement aboutissent à une secrète fin de vie : c'est la dangereuse mélancolie. On perd le sommeil et le désir sexuel. Une tranquillité suspecte s'installe, le visage se fige, seul le regard reste douloureusement chargé ; on s'interdit les sorties, la vie se résume au travail qui semble créer des attaches à la vie plus fortes que les liens familiaux.

Peut-être notre cerveau s'alourdit-il de mystérieuses substances chimiques qui seraient les hormones de l'échec ? Les ressorts peuvent s'effondrer — même pour un Nux vomica qui peut, un jour, trouver tout insurmontable : ses sombres pensées sont entrecoupées de colères, et le combattant laissera alors s'installer des pensées de destruction en perdant son pouvoir sur les autres ou son agressivité.

Mais les mystères de notre défense biologique restent grands et les significations demeurent encore cachées. Aurum inaugure le désespoir d'une vie trop lourde, trop centrée sur l'exigence relative aux autres et à soi-même. En hiver, lorsque les jours raccourcissent, l'idée d'une fin de vie fait son chemin. Le sommeil profond, gardien du repos nocturne, devient court, entrecoupé de somnolences diurnes, comme si les phases d'activité se décalaient par rapport à celles du repos, rappelant le syndrome des fuseaux horaires qui désynchronise l'équilibre du voyageur en avion. On alterne la dépression avec d'étonnantes euphories ; on trompe son monde, sauf l'entourage immédiat. Le froid accentue les colères, les crises d'autorité ; on perd sa chaleur vitale.

Avec *Natrum sulf.*, le ralentissement et le dégoût sont à l'image de son corps épaissi, infiltré d'œdème qui sécrète des pensées de découragement, de lassitude morale. Hypersensible à la douleur, il est particulièrement dégoûté de la vie quand le ciel est bas, le temps pluvieux, et l'atmosphère chargée d'humidité. La viscosité de l'esprit suit celle du corps.

Avec *Phosphoric acid*, on aborde la dépression qui frappe de plus en plus les adolescents avant leur engagement dans la vie. L'indifférence s'installe dans la pensée, le contact avec le présent. Ce désir de mettre fin à ses jours sera une sanction à l'encontre de la société qui encense les forts et marginalise les faibles. On se met en retrait, le verbe se fait plus rare et ne sort plus que par monosyllabes. Le silence occulte le message qui sera reçu après... l'irréparable.

Si, à tout moment, un attentat à la vie est possible, les ressources de l'homme de l'art ne s'épuisent pas. *Staphysagria* est le chef de file du sursaut de l'orgueil ; il désamorce la dépression de *Thuya*, *Natrum mur.*, *Phosphoric acid.* Il escorte toute attitude positive et rassurante autour du malade. Associée à l'acupuncture, la traversée du désert sera alors plus facile, les antidépresseurs seront réduits d'autant que l'on aura su mettre de son côté cet inestimable allié de la science médicale qui s'appelle le TEMPS, celui de cicatriser ou de guérir.

DES RAISONS D'ESPÉRER

> « Il n'existe pas de frontière entre la physiologie et la psychologie, entre la physiologie et l'art, entre la physiologie et le sentiment. Il existe une seule discipline : la connaissance de l'homme dans son unité, dans son intégralité. »
>
> Docteur SALMANOFF[1]

L'attaque de migraine est une des plaies les plus douloureuses de l'existence humaine. Elle frappe un très grand nombre de victimes qui réclament naturellement une assistance immédiate, et, de ce fait, elle doit être entendue et apaisée par le corps médical.

Mais elle concerne singulièrement ce site cérébral qui est à la fois un lieu de clarté ou de confusion. C'est peut-être le point d'émergence d'un débordement vasculaire, mais aussi le reflet d'une physiologie déficiente anormale ou de l'épuisement des résistances cachées au cours d'une vie malmenée ou mise à l'épreuve.

Toutes les relations peuvent être abordées dans cette indisponibilité humaine qui altère le temps, l'action, et devient une épreuve pour tous. Dans la « barre » migraineuse, il y a peut-être une relation avec les troubles digestifs, à cause de ce que

1. *Op. cit.*

nous avons mal « digéré », ou avec les effractions émotionnelles, à cause de « ce qu'on n'a pas sorti ».

Mais les vérités à atteindre sont plus importantes que celles entrevues. En dehors de quelques expressions purement physiques, les migraines sont d'authentiques réactions à des traumatismes non dépassés, à ces « bleus de l'âme » qui rendent la vie bien difficile. Car l'esprit implique le corps et lui délègue ses malaises, ses souffrances ; ces symptômes se projettent dans le corps, parfois bien loin de la source des conflits.

Ils demandent à être interprétés sans jamais être escamotés, dans leurs liens subtils avec la sagesse du corps (docteur Salmanoff). La maladie apparaît lorsque l'équilibre est troublé et qu'on n'est pas arrivé à démasquer à temps ses propres erreurs de vie. Les migraines en « héritage » nous font comprendre l'importance du bagage reçu, sans compter les épuisements du parcours qui peuvent s'exprimer en migraine.

La médecine a fabriqué de grands instruments d'assistance, la chimie artificielle, souvent loin de la physiologie, a pénétré de nombreux domaines et écarté les périls immédiats sans parvenir à apporter la véritable paix de l'âme, cette conscience réfléchie qui a surmonté ses difficultés et sait effectuer des choix de vie adaptés.

Le recours à une médecine sans risque devient l'objet des sociétés, une médecine à dimension humaine qui ne négligerait pas la réalité du malade en combattant les seuls signes de la maladie.

La médecine homéopathique est d'abord une manière d'interroger un homme face à sa complexité, son vécu personnel, son histoire, son milieu qui le rendent à chaque fois différent. C'est la médecine des signaux, parfois délaissée ou considérée sans valeur, qui fait progresser les meilleures enquêtes. Elle détecte dans chaque homme à la fois son inhibition et son propre ressort. C'est une thérapeutique dénuée de toxicité qui touche le public parce qu'elle remplace le combat de front, au profit de l'encouragement, l'incitation personnalisée à la défense par des doses infinitésimales.

Chacun pourra évoquer dans l'approche d'un *Gelsemium*, d'un *Sulfur*, d'un *Natrum mur.*, d'un *Arsenicum album* une similitude étonnante de vérité avec le discours de son propre corps. C'est un certain regard sur les désordres de la vie et les possibilités de santé accessibles à un être qui cherche à se réaliser. Il faut admettre que l'humain, par son langage, est un être de désir ; il ne peut se réaliser qu'en effectuant un certain trajet et en menant à bien des actes d'homme libre. Il y trouve toute sa raison de vivre. Tout ce qui le freine, maladie physique, ébranlement émotionnel, le met en souffrance, comme on peut parler d'une lettre en souffrance qui ne parviendrait pas à son destinataire. Cette médecine permet de lever les blocages de l'individu et ainsi lui permettre de retrouver le sens de l'identité, car l'extinction de l'anxiété par les excès chimiques conduit, hélas ! parfois à la réduction pure et simple de l'homme (on dit de lui qu'il est diminué, « il n'est plus que son ombre »).

La maladie organique « bouge » avec le traitement homéopathique, et ces modifications sont perçues par le psychisme du patient qui vit d'ores et déjà dans une peau de moins en moins douloureuse jusqu'au rétablissement d'une certaine joie de vivre.

Mais c'est une médecine qui ne doit pas intervenir trop tard quand les troubles fonctionnels sont devenus lésions irréversibles. Elle doit savoir prendre la mesure de ses limites, tout comme la connaissance scientifique doit accepter les siennes devant les inconnues de la souffrance humaine. La médecine est une : elle doit diversifier ses possibilités sans exclure les systèmes de pensée car les maux de tête restent de fait un continent secret, en dépit de résultats qui pourraient paraître satisfaisants au premier abord.

Personne ne peut prétendre tout régler, mais la médecine ne doit pas être robotisée en faisant perdre à l'être humain son unité. L'individu c'est l'être « non divisé ». On peut mettre une étiquette sur un homme (telle maladie), on ne peut le réduire à cette seule étiquette. De nos jours, le médecin remplace le prêtre et l'hôpital peut paraître son temple, tant sont grandes les inquiétudes transférées au corps et les exigences que l'on demande à la science de prendre en charge : l'homme, chassé de l'hospitalité de son propre corps, requiert celle des corps de santé. Les patients sont de plus en plus à l'écoute d'eux-mêmes et se plaignent de douleurs de plus en plus insupportables. On demande au médecin d'enlever la maladie sur-le-champ, parfois en renonçant à sa propre identité.

L'honnêteté intellectuelle oblige à savoir repenser certaines valeurs thérapeutiques, à accepter de se remettre en question, à consentir des compromis de coexistence, et à tenir compte des réticences de l'opinion publique face aux médecines lourdes.

Les progrès de la médecine dans tous les efforts d'investigation ou de thérapeutique s'accompagnent régulièrement d'un appel à la connaissance de l'homme total.

Le recours à la psychothérapie dans la migraine devient l'aveu des problèmes individuels à résoudre. Les pilules du bonheur n'ont pas effacé la névrose ni diminué la solitude, l'échec ou la capitulation, et l'on s'aperçoit que le coupable biochimique est loin d'être seul en cause.

Avec *Arnica*, on a pansé ses plaies et réconcilié son passé avec le présent.

Avec *Ignatia*, les soupirs deviennent de vrais respirs. C'est là le sens des doses infinitésimales qui savent restaurer les mécanismes intelligents de la vie, le goût des échanges et des pensées positives, des élans vers les autres et des actions créatrices.

Ce retour à la santé s'appelle harmonie, et l'homme retrouve sa place dans l'ordre mystérieux de la vie.

ANNEXES

1. Régime hépatique
2. Régime des combinaisons alimentaires selon Shelton
3. Régime de désintoxication alimentaire selon Bircher-Benner

1. Régime hépatique

Voici un schéma diététique qui pourra servir de guide bien défini aux patients hépatiques.

Petit déjeuner : à consommer *quatre à cinq heures avant le repas de midi.*

Le thé, sucré, est préférable au lait, avec toasts, Grissinis, Crackers ou autres biscuits. Peu de beurre, miel, confiture ; le yoghourt est très conseillé.

Le repas de midi : à prendre à heure fixe; jamais après 13 h 30. Il sera à peu près normal; sans restrictions exagérées, composé d'aliments variés, confectionnés avec goût et bien assaisonnés.

L'alimentation monotone, insipide, préparée avec peu de condiments provoque une inhibition de la sécrétion gastrique, ce qui rend la digestion et l'assimilation difficiles.

En ce qui concerne la quantité de graisses et de farineux, il faut tenir compte du sexe, de l'âge, de l'activité physique, de la capacité digestive et de la constitution individuelle, ainsi que des conditions climatiques habituelles.

Tout de suite après le repas, une courte sieste est permise, si l'on en ressent le besoin ; de préférence dans un fauteuil (avec une bouillotte chaude sur le foie). Il faut cependant veiller à ce que le repos et le sommeil ne durent pas plus d'une heure. Tout de suite après, il faut se lever et se mouvoir, les muscles étant les collaborateurs les plus efficaces du foie en ce qui concerne l'assimilation des hydrates de carbone (farineux, sucres, etc.).

Le goûter est déconseillé car il rend plus difficile la digestion du déjeuner, qui est habituellement lente chez les hépatiques.

Les fruits frais sont le seul aliment ne compromettant pas les processus digestifs et peuvent donc être mangés sans inconvénient entre les repas.

Le dîner nécessite des limites diététiques bien définies et précises, puisqu'il est suivi du sommeil nocturne, privant ainsi le foie de la collaboration de l'activité musculaire.

Tout d'abord, le dîner doit être pris au moins sept heures après le déjeuner.

Les farineux, les légumineuses et le sucre, aliments exclusivement énergétiques, doivent être abolis.

La viande, le cœur, le foie de bœuf ou de veau, le cheval, le poulet, les pigeons, le lapin, cuits sur le gril ou rôtis, sont bien supportés et recommandés, de même que les œufs cuits durs, à la coque ou mollet.

Sont recommandés tous les légumes crus, assaisonnés d'huile et de citron ou de vinaigre, sauf les poivrons, les radis et les concombres.

Interdit : jambon cuit, potages, fromage, raisin.

Les fruits sont très bien tolérés et sont conseillées les espèces suivantes : poires, pommes, pêches, oranges, mandarines, abricots, cerises et prunes.

Le vin, de préférence rouge et sec, est permis aux repas à la quantité de 3 dl.

Le sucre est permis avec le petit déjeuner et au repas de midi.

2. Régime des combinaisons alimentaires selon Shelton

Ce médecin américain, remettant en question médicaments et médecine, ne veut voir dans le maintien de la santé que le respect de certaines règles d'hygiène alimentaire. Les symptômes variés de notre corps malade seraient le résultat de conditions de vie malsaines, et traduisent les efforts du corps pour se désintoxiquer des mauvais équilibres alimentaires. L'alimentation moderne impose des efforts ardus de digestion et détermine des troubles de fermentation ou de putréfaction avec des répercussions toxiques qui deviennent le lit de certaines grandes maladies. Notre alimentation est tripartite : elle se compose de lipides (graisses), de protéines (viande, œufs, lait, poisson), d'hydrates de carbone (farineux, céréales, légumineuses, fruits doux et acides). La digestion de ces différents composants alimentaires va être variable durant la traversée du tube digestif car la transformation des aliments ne s'effectue que sous l'action d'un groupe de ferments ou d'enzymes agissant dans des conditions déterminées et limitées. La viande exige un milieu très acide (pepsine) ; le lait un milieu alcalin ou neutre (présure) ; les amidons (ptyaline salivaire) un milieu légèrement alcalin ; les graisses sont digérées par la lipase, détruites par un milieu acide.

Le docteur Shelton a établi le tableau suivant des combinaisons alimentaires (*Voir tableau p. 272*).

Le docteur Shelton insiste sur les combinaisons de protéines pouvant exiger des sécrétions différentes (par exemple la combinaison mauvaise de viandes ou œufs et fromages), sur la mauvaise combinaison des sucres et farineux (car l'amidon est digéré dans la bouche, puis dans l'estomac, et les sucres seulement dans le grêle) : leur consommation simultanée entraîne le risque de fermentations acides. Quant au lait, il se combine pauvrement avec tous les autres aliments : il est conseillé de le prendre seul ou de le laisser de côté. Incontestablement, ce régime comporte des rigueurs et des difficultés d'application pratique pouvant conduire par des excès

TABLEAU DES COMBINAISONS ALIMENTAIRES selon le docteur SHELTON

Liste des aliments	*Combinaisons*	
	Bonnes	*Mauvaises*
Fruits doux (peu acides ou non acides)	Lait caillé	Fruits acides, protides, lait, amylacés (céréales, pain, pommes de terre)
Fruits acides	Fruits acides, acceptables avec noix	Sucres (toutes catégories), amylacés (céréales, pain, pommes de terre), protides (sauf les noix)
Légumes verts (salades comprises)	Tous protides, tous amylacés	Lait
Amylacés (ou farineux)	Légumes verts graisses et huiles	Tous protides, tous fruits acides, sucres
Viandes (toutes catégories)	Légumes verts	Lait, amylacés, sucres, tous autres protides, fruits et végétaux acides, beurre, crème, huiles, lard
Œufs	Légumes verts	Idem
Fromages	Légumes verts	Idem à l'exception du lait
Lait	Mieux pris seul ; acceptable avec fruits acides	Tous les protides, les légumes verts, les amylacés
Graisses et huiles (beurre, crème, huile, lard)	Tous les amylacés et les légumes verts	Tous les protides
Melons, pastèques	Se prennent seuls	Tous les aliments
Céréales (en grains), pain, etc.	Légumes verts	Fruits acides, tous les protides, les sucres, le lait
Légumineuses, fèves et pois (excepté fèves vertes)	Légumes verts	Tous les protides, tous les sucres, le lait, les fruits, les corps gras

à un certain amaigrissement et à une déminéralisation. Les bonnes combinaisons alimentaires peuvent être vitales dans certains cas particuliers, mais ne doivent pas déclencher des phobies alimentaires. La nature elle-même est riche en aliments complexes, mais néanmoins assimilables. Le mérite de Shelton a été d'avoir révélé une véritable physiologie de la digestion, et dénoncé les nombreux excès ou déviations d'une civilisation devenue dangereuse par l'abondance des hydrates de carbone et une alimentation raffinée, industrialisée, s'écartant des règles fondamentales de l'équilibre alimentaire.

3. Régime de désintoxication alimentaire selon Bircher-Benner

à suivre deux jours par semaine

Aliments permis : Tous les fruits, crus ou cuits, en compote, sucre roux, miel, fruits secs, pruneaux, dattes, figues, raisins secs, amandes, noisettes, café ou thé.

Tous les légumes verts, crus ou cuits, à l'eau ou à l'étouffée avec aromates et peu de sel. Vinaigre, citron et huile sont permis.

Eau de boisson : Volvic, Évian, Charrier.

Aliments défendus : Viande, poisson, charcuterie, œuf, pain, biscottes, pâtes, pommes de terre, tous les légumes secs et farineux, les fritures, les potages, soupes ou bouillons de légumes, chocolat, alcool, beurre.

Conseils généraux pour alimentation courante :

Utiliser de préférence des aliments non carencés :

— sucre roux, sel de mer, pain complet ou demi complet, pain de seigle ;

— Pâtes et céréales complètes ;

— Matières grasses d'origine végétale

pour la cuisson (Végétal 33) et toutes les huiles de 1re pression à froid (olive, arachide, maïs, tournesol...).

Poissons autorisés : sole, limande, merlan, daurade, colin, tanche, perche, truite (au court-bouillon ou au four).

Viandes : Maigres, grillées ou rôties, et blanches de préférence.

Condiments . Citron, vinaigre de vin ou de cidre mais peu.

Herbes et aromates : oignon, échalote, ail, moutarde Bornibus sans sel, persil, cerfeuil, ciboulette, estragon, fenouil, thym, laurier, sauge, sariette, etc.

Ordonnance d'un repas pour alimentation courante :

1. les fruits
2. salade + 2 ou 3 crudités
3. ce qui est cuit.

Les aliments crus, absorbés au début des repas, lorsque l'estomac est vide, sont des éléments de santé. Les leucocytes (globules blancs du sang 8 000 mm^3) sont mobilisés dès le passage d'un aliment cuit ou dénaturé, leur nombre passe à 12 000 pour témoigner de « l'effort » de l'organisme. Dans une alimentation, végétarienne ou carnée, où l'élément cru est en tête du repas, cette réaction d'effort puis d'usure à long terme ne se produit pas.

TABLE DES MATIÈRES

Première partie

LES MAUX DE TÊTE

Un mal sans frontières 11
Quelques tempêtes sous un crâne 18
Qu'est-ce que la migraine? 23
Comment souffre-t-on de la tête? / 24
Réalité de la migraine / 25
La migraine caractéristique / 26
Mécanisme de la douleur / 28
L'allopathie : une action orientée vers la perturbation vasculaire 30
L'homéopathie : une action étendue à la personne . 33
Quelques remèdes symptomatiques de la migraine / 37
Approche et investigation d'un cas de migraine / 44
Migraine ophtalmique et brouillard visuel 48
Migraine et hépatisme 54
Les intervenants végétaux de la sensibilité hépatique / 56
Les migraines de surcharge / 58
Migraine et facteurs alimentaires déclenchants 62
Hypoglycémie / 66
Tension musculaire et souffrances vertébrales 71
Céphalées et traumatismes cervicaux 75
Céphalées et environnement 78
Migraine par excitants sensoriels 86
Migraine et foyers à distance 94
Foyers dentaires et articulation temporo-maxillaire / 97
Migraine et terrain 101

Migraine et psychisme : la médecine de la personne 111
Migraine de l'enfant 118
Migraine et syndrome prémenstruel : les rythmes du corps féminin 121
Migraine et horloge du temps 130
Céphalée, écho de la fatigue 137
Céphalée et stress 148

Deuxième partie

LES BLEUS DE L'ÂME

Ne pas perdre contact avec la vie 166
La vanité / 166
La peur d'exister / 169
Hypertrophie et violence 171
Agressivité et colère / 171
Raideur et susceptibilité / 180
Jalousie / 187
L'agitation moderne 189
Boulimie et anorexie 194
La perte de confiance en soi 210
Tyrannie de la pensée : idées fixes et obsessions ... 221
Les pertes de mémoire 233
L'angoisse 243
Tristesse et vague à l'âme : la dépression 252
Des raisons d'espérer 264

ANNEXES

1. Régime hépatique / 269
2. Régime des combinaisons alimentaires selon Shelton / 271
3. Régime de désintoxication alimentaire selon Bircher-Benner / 273

Cet ouvrage a été composé par Charente-photogravure
et imprimé par la S. E. P. C. (St-Amand-Montrond/Cher)
pour le compte des Éditions Laffont
Achevé d'imprimer le 30 mai 1989

N° d'édition : 31939. N° d'impression : 1122.
Dépôt légal : février 1986.